Paul Storm

DER OZEAN IN EINEM TROPFEN

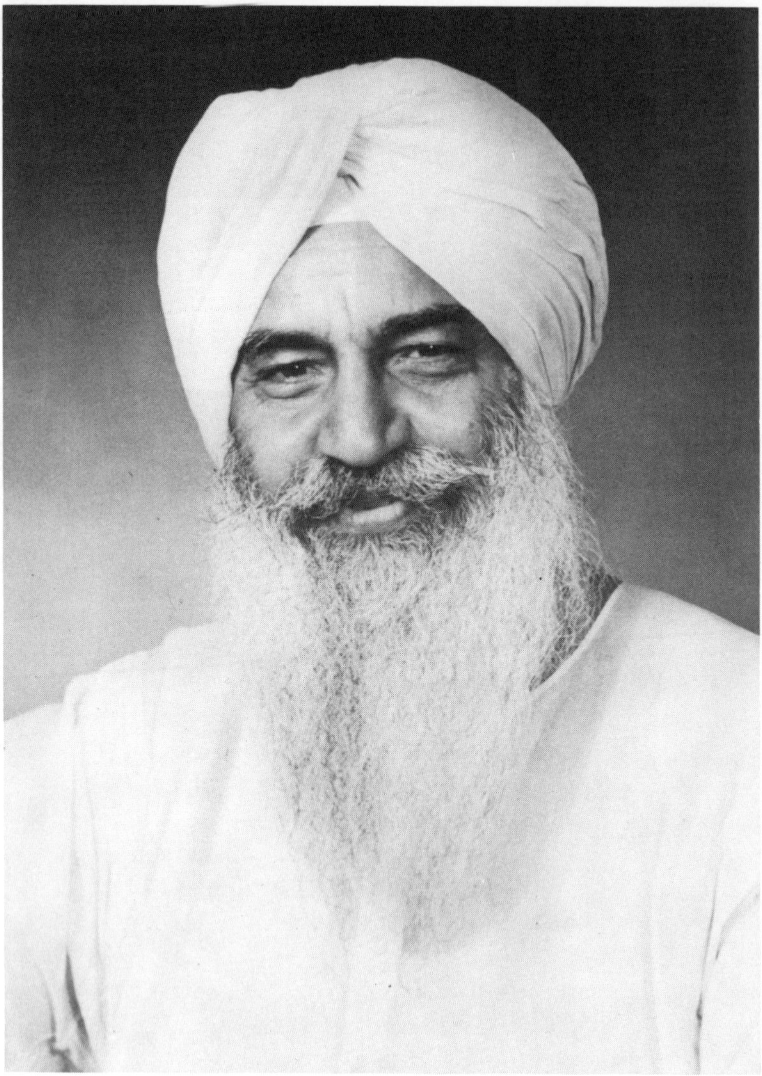

MAHARAJ CHARAN SINGH

Paul Storm

Der Ozean in einem Tropfen

Auf dem Weg zum Surat-Shabd-Yoga

Aurum Verlag · Freiburg im Breisgau

Der Titel der bei Mirananda Uitgevers bv, Wassenaar,
erschienenen holländischen Originalausgabe lautet:
De Oceaan in een Druppel.
Die deutsche Übersetzung besorgte
Radha Soami Satsang Beas, West Germany.

CIP-Kurztitelaufnahme der Deutschen Bibliothek

Storm, Paul:
Der Ozean in einem Tropfen / Paul Storm. [Die dt.
Übers. besorgte Radha Soami Satsang Beas]. –
Freiburg im Breisgau : Aurum-Verlag, 1984.
Einheitssacht.: De oceaan in een druppel ⟨dt.⟩
ISBN 3-591-08212-0

1984
ISBN 3 591 08212 0

Gesamtherstellung: Landsberger Verlagsanstalt Martin Neumeyer.
Printed in Germany.

»Der Mensch ist ein Tropfen aus dem Ozean,
der Satguru ist der Ozean in einem Tropfen.«

Abdul Gaffar

Inhalt

Vorwort

Dies ist der dritte und letzte Teil eines Buches, das 1980 in den Niederlanden erschien und die Erlebnisse eines Suchers schildert, der auf seinen Reisen durch Südamerika und Indien drei Gurus kennenlernte: Abdul Gaffar Muradin in Surinam, Swami Ramdas in Kérala und schließlich Maharaj Charan Singh im Punjab, deren Lehre und Leben er beschreibt.

Man wird sich vielleicht wundern, daß ein Mensch im Laufe von zwanzig Jahren nicht nur *Einen,* nein, drei Gurus hatte, wohingegen man es als ganz normal ansieht, daß ein Mensch, der vom Kind zum Jüngling heranreift, während seiner Volks-, Mittel- und höheren Schulzeit mindestens das Dreifache an Lehrern hat. So wie für die Entwicklung des Intellekts eine Anzahl Stufen nötig sind, so ist auch auf spirituellem Gebiet eine Vermehrung des inneren Wissens schrittweise nicht nur möglich, sondern sogar notwendig, je nach den Fähigkeiten und dem Karma des einzelnen Schülers.

Tatsächlich gibt es nur *Einen* Guru – *Einen* Geist –, der verschiedene Gestalten annimmt und der bei seinem Tod den Schüler, der noch immer nicht die Stufe seines Meisters erreicht hat, dem nächsten überantwortet, ohne daß der Schüler sich dessen bewußt ist. 1950 wurde der Schauspieler und Regisseur Paul Storm durch die STICUSA (Stiftung für Zusammenarbeit zwischen den Niederlanden, Surinam und den Antillen) nach Westindien gesandt, um in den vormaligen Kolonien der Kunst, besonders aber dem Theater, neuen Auftrieb zu geben. Er hatte einen Sechs-Monats-Vertrag, blieb aber viereinhalb Jahre in der Karibik, weil er nach wenigen Wochen einen Moslem-Yogi kennenlernte, zu dem er sich zwar stark hingezogen fühlte, den er aber fünf Monate lang scharf ablehnte, weil ihm die östliche Gedankenwelt anfangs vollkommen fremd war. Dessenungeachtet führte *Abdul Gaffar* ihn als einzigen

Europäer in seinen kleinen Kreis kreolischer und hindustanischer Schüler ein, »kannte er ihn doch von ›früher‹«.

Bruder Gaf, wie er gewöhnlich genannt wurde, war ein kräftig gebauter Hindustani von 53 Jahren. Ein Büschel schwarzes, wirres Haar fiel ihm in die Stirn; er hatte ein fleischiges Gesicht, glattrasierte Wangen und lebendige braune Augen. Er glich nicht im geringsten dem romantischen Bild, das man sich von einem Yogi macht. Er war Lehrer an einer Grundschule – eine bescheidene Stellung, hinter der er sich verbarg –, verheiratet und Vater von acht Kindern, mit denen er in einer armseligen Holzhütte auf der anderen Seite des Flusses wohnte. Ein gläubiger Moslem, der allerdings weit über die Grenzen des Islam hinausgewachsen war. Er bekannte sich zur Sufi-Mystik, er kannte sich in der Bibel, indischen Religionen und Yoga aus und war außerdem ein Mohammedaner, der nicht missionieren wollte. Alle geistigen Richtungen waren ihm gleich, aus ein und demselben Ursprung hervorgegangen. Deren Stifter ergänzten einander und brachten *dieselbe* Botschaft, sei es in dieser oder jener Form, die für die jeweilige Zeit notwendig war.

Gaf unterwies in *Yogavidya,* einer einfachen Lehre, die nicht für sich in Anspruch nahm, etwas Neues zu bringen, sondern nur eine praktische Lebensweise darstellte, mit dem Ziel, Gott zu erreichen. Sie bestand aus *Brahma-Charya,* das im wesentlichen unser Verhalten zu unseren Mitmenschen und zu Gott vorschrieb. Acht Punkte wurden ausgearbeitet, darunter: das Verbot, Drogen und alkoholische Getränke zu sich zu nehmen; nicht zu töten; weder Frau, Mann noch Kinder im Stich zu lassen. Als zweites Hilfsmittel wird dem Menschen *Atma-Jnana,* Kenntnis der eigenen Seele, gegeben. Jeder Mensch ist mit dem Auftrag zur Welt gekommen, sich von den Fehlern, die ihm besonders zu schaffen machen, reinzuwaschen. Das geschieht auf zweierlei Art: von innen und von außen. Es folgen wieder acht Punkte, unter anderem: Reinhalten des Körpers; gründliches Feststellen der eigenen Charakterfehler; Bewahren des seelischen Gleichgewichts in den Wechselfällen des Lebens; sich frei machen von der Angst vor der Zukunft und dem Tod; sich an nichts und niemand zu binden: »Man darf alles besitzen, wenn man nicht davon besessen ist.« Als dritten Pfeiler des Yogavidya lehrte er *Tauhid:* »Wenn man bei allem, was man erfahren, hören und sehen wird, das Auge auf Gott gerichtet hält und Freund und Feind gleichermaßen behandelt, dann erst wird man erfahren und mit seinem ganzen Innern fühlen, was Tauhid bedeutet, was wirklich Einheit mit Gott ist.« Jesus und Mohammed wurden in die Welt gesandt, um die Menschen Tauhid zu lehren.

Gaf, der in seinen jungen Jahren ein leidenschaftlicher Jäger auf Wild und Frauen gewesen war, kam eines Tages zur Besinnung, als er wie Sankt Hubertus im Wald ein Kaninchen schoß, das beim Ausweiden voller Jungtiere war. Die Tatsache, daß er so viele Wesen umgebracht hatte, lastete schwer auf seinem Gewissen. Er verschenkte sein Gewehr und fragte sich, was wohl der Zweck des Lebens sei. Er begann, den Koran, die Bibel und die Bhagavad Gita zu lesen und vertiefte sich in alles, was zum Grenzgebiet des Übersinnlichen zählt. Er besann sich ernsthaft auf seine eigenen Fehler und reinigte seine Gedanken. Unterdessen half er, wo er auch immer helfen konnte, nach dem Grundsatz: »Wer dem Menschen nicht dient, kann auch Gott nicht dienen.« Er besuchte viele Schüler und kam dadurch in enge Berührung mit den Nöten der asiatischen und kreolischen Familien. Er trat als Friedensstifter zwischen Hindus und Moslems auf, so daß »Meister Gaffar« bald eine allbekannte Erscheinung wurde, bei der man jederzeit anklopfen konnte.

Immer mehr widmete er sich seinen geistigen Übungen. Ganze Nächte bis zum Morgendämmern verbrachte er mit Beten, Meditieren und dem singenden Wiederholen seiner geliebten »Sure Al Ichlas«, dem Koranvers, worin Gottes Größe gepriesen wird. Und dann, 1935, nach neun Jahren »harter Arbeit in Richtung Gott«, wurde unerwartet sein sehnliches Verlangen nach Einssein erfüllt. Abends, in der stillen Moschee betend, hörte er plötzlich die Stimme seines himmlischen Guru. Keine Folge von Halluzination, sondern »die vollendet friedvolle, lieblich klingende Stimme eines Botschafters Gottes, die dem Auserkorenen ein einziges mächtiges Wort sagt, inhaltsvoll, mit großer Wirkung.« Das ist »Kontakt«, so steht es geschrieben. Nach Gafs Ansicht gab es fünf Yogastufen, jede mit einem eigenen Lehrmeister. Mit seinen Anhängern sprach er ausführlich über die erste und zweite. Am Ende seines Lebens ließ er durchblicken, daß er Verbindung zur dritten und vierten Stufe hatte, ohne aber ein weiteres Wort darüber zu verlieren. Dem Erreichen jener Stufe schien große Heimsuchung vorauszugehen, gepaart mit körperlichen Erscheinungen, die die Ärzte vor ein Rätsel stellten.

Sich selbst betrachtete er nicht als Guru, sondern als einen ältesten in einem Kreis von Brüdern, die er durch und durch wie die

Finger seiner rechten Hand kannte. Von seiner Holzhütte auf der anderen Seite des Flusses kam er jeden Samstag in die Stadt und empfing nachmittags arme Menschen, die ihn um Hilfe ersuchten. Er gab ihnen seelischen Rat oder stellte medizinische Diagnosen, empfahl ihnen Kräuter und verwies sie im Ernstfall immer zum Hausarzt. Die Abende ab neun Uhr bis früh in den Morgen verbrachte er im Kreise seiner Anhänger. Nach einem Gemeinschaftsgebet auf Arabisch fragte Gaf meistens, welches Thema angeschnitten werden sollte. Manchmal entstand eine Diskussion, ein andermal behielt er stundenlang das Wort. Die Sätze rollten ihm aus dem Mund in gebrochenem Holländisch, durchsetzt mit Hindi- und Urdu-Wörtern. Nebst diesen Sprachen sprach und schrieb er fließend Surinamisch, Arabisch und Persisch. Er gab abwechselnd Unterricht in Karma-, Bhakti- und Jnanayoga, über »Arbeiten, ohne Belohnung zu erwarten«, über »Liebe« und »Gotterkenntnis«, drei Yogas, wovon er selbst eine Synthese war, mit Betonung auf Karmayoga. Wie oft hörte ich ihn sagen: »Begreifen ist anfangen zu tun.« Er sprach über Mohammed und den Koran, erzählte ausführlich über die astralen Reisen, die er unter Führung seines himmlischen Guru nach Patal- und Swargaloka, der Unterwelt und dem Astralgebiet machte. Diese formten mit unserer Erde seine »drei Welten«, während der Hindu darunter die Erde, die Astral- und Kausalwelt versteht; letztere schien Gaf nicht zu kennen. Bis ins Detail beschrieb er das Leben auf anderen Planeten. Er lehrte Karma und Wiedergeburt mit Beispielen aus dem jetzigen und früheren Leben seiner Schüler, die er von vier früheren Inkarnationen in Kenntnis setzte. Jahrelang gab er einen Kursus in spiritueller Charakterkunde, die sich auf die drei Gunas gründete, die in der Natur enthaltenen Eigenschaften Tamas, Rajas und Sattva oder dementsprechend Trägheit, Aktivität und Harmonie. Es waren Lehrstunden, die der Schüler zu »bezahlen« hatte durch das Ausführen sozialer Aufgaben. Er zog mit einem Schüler hinaus und gab abends in den Armenvierteln Anschauungsunterricht. Mit großer Begeisterung wurden im Jüngerkreis auch die ihm von höherer Hand in Hindi und Urdu diktierten Lehren und Tauhidverse von Kabir übersetzt. Die Atmosphäre dieser Abende hatte nichts Feierliches an sich. Gafs Darlegungen wurden durch Geschichten und Gleichnisse im Stil des Orients belebt. Er war witzig und voller Humor, so daß der Raum vielfach vor Lachen dröhnte. Wollte er jemanden auf etwas hinweisen, so tat er das nie direkt, sondern erzählte immer eine komische Geschichte über irgend jemand, der in einer ähnlichen Situation falsch gehandelt hatte. Er »warf den Stein stets an der Person vorbei«. Manchmal konnte scheinbar achtlos Dahingesagtes ein unausgesprochenes Problem, mit dem man herumackerte, schlagartig aufhellen. Jedes Wort, wie flüchtig es auch gesprochen war, hatte seine Bedeutung. Im nachhinein wurde deutlich, daß nicht er es war, der sprach, sondern daß er »gesprochen wurde«. Daher das Zitat: »Das Wort eines Yogi trifft sein Ziel, wenn nicht sofort, dann aber später, selbst wenn es Jahre dauern sollte.«

Auch während der Woche besuchten ihn seine Schüler, sie wurden in den häuslichen Kreis aufgenommen, so daß ein intimer Kontakt mit dem Meister entstand, der sie oft zu seinen Besuchen bei armen oder kranken Menschen mitnahm. Er sagte: »Wer intensiv soziale Arbeit verrichtet mit den Gedanken bei Tauhid, hat weder Konzentration noch Meditation nötig. Es hat viele Gottsucher gegeben, die ohne diese beiden Hilfsmittel ihr Ziel erreicht haben.«

So ging eine glückliche Zeitspanne von dreieinhalb Jahren intensiven vertikalen Lebens vorüber, bis Bruder Gaf, der an Nierensteinen litt und Herzpatient war, ernstlich erkrankte und nach schwerer Heimsuchung am 13. November 1953 mit einem Lächeln vom Leben Abschied nahm, das für ihn ein Gefängnis gewesen war.

Neun Monate später kehrte Storm nach Europa zurück in der Absicht, dort nur kurze Zeit zu bleiben, um das nötige Geld für einen langen Aufenthalt in Indien, das er ursprünglich zusammen mit Gaf hatte besuchen wollen, zu verdienen. Es dauerte jedoch sieben Jahre, bis diese Reise stattfand. Erneut wurde er im Kader des kulturellen Austausches abgesandt, um sechs Monate lang in Bombay, Neu-Delhi, Kalkutta und Madras Vorlesungen zu halten. Er blieb jedoch länger als sechseinhalb Jahre dort, die er als »Kunst-Berater« am Kunstzentrum »Kalakshetra« zu Madras verbrachte.

Er besuchte die Ashrams – klosterähnliche Ansiedlungen – von Sri Aurobindo in Pondicherry und von Ramana Mahàrshi in Tiruvànnamalai, wo ihm der englische Schriftsteller Arthur Osborne sagte: »Die Aufgabe eines lebenden Gurus ist das Auferwecken des inneren Gurus in unserem Herzen. Sobald dieser erweckt ist, ist der erste nicht mehr nötig«, worauf Storm voll Schrecken in Gedanken reagierte: »Dann bin ich sicherlich erst halbwach, denn ich suche nach einem zweiten.«

Durch ein Buch von Arnaud Desjardins über vier bekannte Yogis, das ihm Osborne zugeschickt hatte, kommt er seinem zweiten Guru auf die Spur: *Swami Ramdas,* mit Beinamen »Papa«, der zu jener Zeit 79 Jahre alt ist, eine Personifizierung von Bhakti, dem Weg der Liebe. Nach einem Briefwechsel reist Storm im Januar 1963, zehn Jahre nach Gafs Tod, in den Ashram, der in Kerala, einem Unionsstaat im Südwesten Indiens gelegen ist. Die erste Begegnung mit »Papa« war eine Enttäuschung: »In einem Lehnstuhl saß schweigend mit offenen Augen ein alter Mann mit Brille, ganz kahl und zahnlos, der offenbar alles um sich herum vergessen hatte. War er zerstreut oder in Trance? Nein, da saß ganz einfach ein alter Mann, der nicht hier auf dieser Welt war.« – »Erst beim zweiten Mal«, schreibt Storm, »*sah* ich ihn. Das unscheinbare Alterchen war verschwunden. Vor mir saß ein vollkommen unpersönliches Wesen, ein Kind, dem jede Ehrerbietung abging, weil sein *Ich* in Gott aufgelöst war, und das deshalb über sich selbst stets in der dritten Person Singular sprach. Zum erstenmal in meinem Leben wurde ich mit *Sein* und *Wirklichkeit* konfrontiert, wobei wir im Vergleich dazu wie Schatten scheinen, die nicht *sind,* es aber möglicherweise einmal werden können. Deshalb schweigt hier fast jeder. Man kommt zum »Satsang« und dadurch in Berührung mit dem, was *wahr* ist, und läßt diese *Wirklichkeit* auf sich einwirken.«

»Papa«, als Vittal Rao in einer fortschrittlichen Brahmanengemeinschaft geboren, war ein fröhlicher, künstlerisch begabter Junge, der absolut keine Furcht kannte und versessen auf Abenteuer war. Er wollte von Schule und Lehrbüchern nichts wissen, hatte aber eine Vorliebe für englische Literatur, in die er sich vertiefte und dadurch ausgezeichnet Englisch in Wort und Schrift lernte. Er fiel beim Schlußexamen durch, besuchte eine Zeichenakademie und danach eine Technische Schule. »In seinem weltlichen Leben ist Ramdas immer ein Versager gewesen«, hat er später selbst einmal geschrieben. Kurze Beschäftigungsperioden als »Obermeister in Webereien« wechselten sich mit längerer Arbeitslosigkeit ab. Er warf keineswegs die Flinte ins Korn. Im Gegenteil. Jedes Mißgeschick bedeutete für ihn eine Herausforderung, die seine Kampfeslust und Tollkühnheit anfachte und ihn mit nie versagendem Humor ausrufen ließ, daß das Leben ein grandioser Scherz sei. Nach vierzehn Jahren voller Mißgeschick hatte er allerdings genug vom weltlichen Leben. »Die dunkle Nacht der Seele« trat nun ein, eine Krise, die mit den gleichen Symptomen für jeden beginnt, nämlich mit Schwierigkeiten gegenüber allem, was man liebt, mit Einsamkeit und Unverständnis. Er war nun 36 Jahre alt. Mittlerweile war er auf Drängen seiner Eltern verheiratet und hatte eine Tochter. Sein Unternehmen war vom Ruin bedroht, und sein häusliches Leben brachte ihm ebensowenig Glück. Er zog sich immer mehr in sich selbst zurück und befaßte sich intensiv mit dem Leben von Ramakrishna und anderen Heiligen. »Und dann eines Tages besuchte ihn sein Vater, durch Ram (Gott) ihm zugesandt«, schreibt er, »und weihte ihn mit dem Ram-Mantram ein: *om sri ram jai ram jai jai ram.* Er versicherte ihm, daß Ram ihm dauerhaftes Glück schenken würde, wenn er das Mantram *unaufhörlich* wiederhole.« Diese Einweihung durch seinen Vater, den er fortan als seinen Guru betrachtete, beschleunigte seinen Fortschritt auf dem Pfad. Zuerst ebbte die Begierde nach weltlichen Freuden ab, danach der Begriff »ich« und »mein«. Das Gefühl für Besitz und Verwandtschaft verschwand. Ein vages Verlangen, allem zu entsagen und als Bettler über das Land zu ziehen, schwebte ihm vor. All sein Denken konzentrierte sich auf Ram, der ihm eingab, auf gut Glück das Neue Testament, die Bhagavad Gita und Edwin Arnolds *Licht von Asien* aufzuschlagen . . . und alle drei göttlichen Inkarnationen – Buddha, Christus und Krishna – wiesen ihn auf denselben Weg: den Weg der Entsagung. Unmittelbar danach beschloß Ramdas, alles aufzugeben, was ihm noch am Herzen lag, und dem weltlichen Leben Lebewohl zu sagen. Er schrieb einen Abschiedsbrief an Frau und Kind, die später seine Anhänger wurden, und zog, 38 Jahre alt, als Bettelmönch fort auf Wanderschaft durch Indien, die sechs Jahre dauerte und auf der er seinen zweiten Guru in Ramana Maharshi fand. Tag und Nacht in endloser Wiederholung das Ram-Mantram singend, zog er wie im Traum von Ort zu Ort, des eigenen Körpers und der Umgebung nicht bewußt.

Nach einer Sadhana-Periode (spirituelle Praxis) von drei bis vier Jahren, die als sehr kurz bezeichnet werden kann, erreichte Ramdas die für Hindubegriffe höchste Bewußtseinsebene, die einem Menschen zuteil werden kann, die ursprüngliche, natürliche Bewußtseinsebene, die von den Menschen »Sehaja Samadhi« (Dritte Region) genannt wird. Hielt er früher die Welt für Maya, Illusion, so sah er sie jetzt als Manifestation Gottes und betrachtete alles Geschehen darin als Sein Lila, Sein Spiel. Verwarf er sie früher, so akzeptierte er sie jetzt. Jeder Unterschied zwischen Menschen und Dingen war aufgelöst, und alles war gleich, in und vor Gott.

Verzückt rief er aus: »Ram ist Alles. Er ist jedes und alles.« Die Aufgabe des lebenden Guru war vollkommen vom inneren Guru übernommen, dem sich Ramdas unter Ausschluß eines jeden anderen in Gehorsam beugte. In Anbetracht dessen, daß er kein weltliches Verlangen mehr hatte, betrachtete er jeden Impuls, jeden Gedanken, der in ihm aufkam, als von Ram eingegeben.

Auf die Frage, was das Wichtigste auf dem Weg zu Gott sei, gab Ramdas zur Antwort: »Das allernötigste ist Gnade. Durch Gnade verlangen wir nach Gott. Sehnsucht nach Gott bewirkt, daß wir immerzu an Ihn denken, Ihn in einer Vision erschauen, Ihn erfahren. Wir lieben Ihn mit Herz und Seele und sehen den Geliebten in allem, in uns und außerhalb von uns. Dies ist die letzte Phase, in der die Seele ihr Ziel erreicht hat und vollkommenen Frieden, Glückseligkeit und Freiheit erfährt.«

Mit dieser Einsicht in das Leben begann Ramdas seine Mission in der Welt. 1931 errichtete er, 47 Jahre alt, mit Hilfe von Freunden den »Anandashrama«, die Einsiedelei der Glückseligkeit, »mit dem Ideal, universelle Liebe vorzuleben und Hilfsdienste zu gewähren, aufgrund dessen, daß in allen Geschöpfen ein göttlicher Kern vorhanden ist. Jeder, ob Mann, Frau oder Kind, gleich welchen Standes, welcher Kaste oder welchen Glaubens, kann hier frei eintreten. Unser Ziel ist es, den Geist der Liebe und des Dienens mit allen Mitteln zu fördern, damit das, was innerhalb dieser Mauern erreicht wird, als Vorbild wahren menschlichen Verhaltens in der Außenwelt dienen möge.«

In dem Ashram, in dem etwa 50 bis 60 Menschen wohnten, den Strom ständig wechselnder Gäste nicht mitgerechnet, ist weder ein Tempel, noch findet man dort ein Götterbild, weil der menschliche Körper der Tempel Gottes ist. Es gibt kein Ritual, keine Regeln, man ist frei in seinem Tun und Lassen und wird lediglich ersucht, rechtzeitig zu den Mahlzeiten anwesend zu sein. Es ist hier wie überall in Kerala blitzsauber. Alles geschieht pünktlich mit Fürsorge für den Mitmenschen. An der Spitze dieser straffen Organisation steht Mutter Krishnabai, eine verwirklichte Seele, die in Indien zu den Heiligen gezählt wird. Im Laufe der Zeit wurden für arme Kinder eine Grundschule, eine technische Schule und ein kleines Krankenhaus gebaut. Ferner wird Reis angebaut, dessen Erlös an die Arbeiter abgegeben wird.

1933 erschien die erste Nummer von *The Vision,* einem Monatsblatt in englischer Sprache, durch den Ashram herausgegeben mit dem Ziel, geistige Sucher im In- und Ausland mit dem Leben und der Lehre der Heiligen aller Religionsrichtungen bekanntzumachen. Ferner beschrieb Ramdas in einer Buchreihe seine Reisen und Erlebnisse auf spirituellem Gebiet. Er blieb im Ashram, von wo aus er jährlich ein paar Monate lang umherreiste, um schließlich 1954 eine fünfmonatige Weltreise durch Europa, Amerika und Süd-Ostasien zu unternehmen, die er in seinem Buch *World and God* beschrieben hat.

Fünf Tage hat Storm in dem Ashram verbracht. Er hat dort viel gelesen, Papa viele Fragen gestellt und abends dessen oftmals humorvollen Plaudereien gelauscht. Während der Gemeinschaftsmeditationen hat er zusammen mit den anderen die Ram-Mantrams mitgesungen; er wurde wie in einer Familie aufgenommen und freundete sich mit Anhängern an, die darauf drangen, er solle um »Diksha« – Einweihung – bitten. Deshalb begab er sich eines Morgens in Papas Zimmer, zu dem jeder freien Zutritt hatte und in dem sich in jenem Augenblick nur wenige Menschen befanden. Er ließ sich vor Papas Lehnstuhl auf der Erde nieder und begann:

»Vor dreizehn Jahren gab mir mein Moslem Guru die ›Sure Al Ichlas‹, um diese zu Anfang und Ende des Tages, vor jeder Unternehmung oder wichtigen Entscheidung zu wiederholen. Das Ram-Mantram liegt mir. Ich liebe seinen Rhythmus und seine Melodie. Könnten beide miteinander in Konflikt kommen, wenn ich zum letzten überginge?«

»Ramdas hat dir schon einmal gesagt, daß zwischen ihm und dem vorigen Guru kein Unterschied besteht. Wir sind dasselbe in verschiedener Gestalt. Von einem Konflikt kann deshalb keine Rede sein. Der tritt nur in deinen Gedanken auf, nicht in ›Wirklichkeit‹.«

»Wollt Ihr mir dann Diksha geben?«

»Ja sicher, jetzt gleich. Eine Zeremonie ist dafür nicht nötig. Kein Opfer von Blumen, Früchten oder Geld, wie es sonst gewöhnlich in Indien der Fall ist.«

Daraufhin sang er dreimal das Mantram vor, das Storm ebensooft wiederholte. Das war alles. »Ein Mantram muß gesungen werden, nicht gesprochen«, ergänzte Papa, »nicht gelegentlich, sondern immerzu. Dann wird dein Herz voll davon und dein Geist wird still. Konzentriere dich auf das Dritte Auge, von wo die Reise nach innen erst wirklich beginnt, eine Reise, die nur dem Tapferen zuteil wird. Vor deinem inneren Auge werden dann Blitze erscheinen, die nach und nach zu einem starken, konstanten Licht gebündelt werden, das durch dein ganzes Wesen strahlt . . . Wenn du in Gedanken das Mantram singst, hörst du einen Klang. Das ist *Shabda Brahman,* das Wort, das Brahman ist, Logos, Heiliger Geist, Nad, Kalma oder wie du es auch nennen magst. Versenke dich in diesen Klang, der immer lieblicher wird und dich mit sich ziehen wird. Steige dort oben aus und fühle die Gegenwart Gottes. Geist, Körper und Sinne werden regungslos still, und du verwirklichst das Selbst. Zweiheit ist vollkommen ausgewischt. Selbst wenn du aktiv in der Welt beschäftigt bist, begreifst du, daß du mit allen Eins und nicht verschieden von ihnen bist.«

Eine Woche später saß Storm wieder zu Papas Füßen, diesmal, um Abschied zu nehmen. Sein Urlaub war um. Er mußte wieder an die Arbeit. Zwölf Tage waren vorüber, nicht mehr als zwölf Tage. Er hatte das Gefühl, als ob er reingewaschen und eine Sprosse der Leiter höhergekommen war.

»Wann kommst du zurück?« fragte Papa.

»Ich denke im Herbst.«

»Also in gut . . . neun Monaten?« fragte er nachdenklich.

»Ja, oder dachtet Ihr, daß ich früher . . . «

»Nein, nein . . . Wie lange warst du hier?«

»Nur zwölf Tage.«

»Das ist mehr als genug. Sonst hätte ich dich möglicherweise fortgeschickt«, lachte er. »Ein Anwärter muß so kurz wie möglich bei seinem Guru bleiben. Er entwickelt sich nicht, wenn er zu lange bleibt. Dann muß er fortgehen und allein leben, nicht unter Menschen . . . In deinem Wirkungskreis ist das nicht möglich, aber man kann auch unter vielen ganz gut allein bleiben. ›Groß ist der‹, schrieb Emerson, ›der die Süße der Einsamkeit schmeckt inmitten der Menge.‹ Ramdas hat dir ein Tablettchen Ram-Nam gegeben. Verarbeite es. Du weißt, auf welche Art: Meditation mit dem Kopf, Lieben mit deinem Herzen und Dienen mit deinen Händen.«

»Ich werde mein Bestes tun. Wollt Ihr mir hierfür Euren Segen geben?«

Papa machte dreimal eine flüchtige Geste, als ob er Wasser über Storms Haupt träufelte. So schnell das auch geschah, er fühlte sein ganzes Wesen dahinter und war stark gerührt.

Storm sollte Papa nicht mehr wiedersehen. Als er während eines Theater-Festivals in Singapore im Sommer 1963 eifrig beschäftigt war und »nicht die Einsamkeit schmeckte inmitten der sehr, sehr großen Menge«, las er in einer Zeitung, daß Swami Ramdas, achtzigjährig, am 25. Juli im »Anandashrama« verstorben war, sechs Monate, nachdem Storm die Einsiedelei verlassen hatte.

Was wird die Zukunft wohl bringen???

Dem Ende der Reise entgegen

Diejenigen, die für den Pfad bestimmt sind, stehen schon vom Tag ihrer Geburt an unter der Führung des Meisters. Ohne sich dessen gewahr zu sein, werden sie allmählich zur Lehre hingezogen. Die ganze Zeit hält der Meister die Zügel in der Hand und bringt sie ihrer Einweihung immer näher.

Charan Singh Ji

Es ist merkwürdig, daß Swami Ramdas, als er in den zwanziger Jahren durch den Punjab streifte und verschiedene Mahatmas besuchte, niemals mit dem »Großen Meister« Sawan Singh Ji in Berührung kam, der schon ab 1903 die spirituelle Gemeinschaft der »Radha Soamis« leitete, die sich am Westufer des Beasflusses angesiedelt hatte, ca. hundert Kilometer von der pakistanischen Grenze entfernt. Es ist deshalb so merkwürdig, weil »Sant Mat« – die Lehre der Heiligen –, deren Verkünder einer auch der Große Meister war, eigentlich die gleiche Bedeutung hat wie der »Shabd Yoga«, den Ramdas lehrte, nur auf einer anderen Ebene. Mir erging es ebenso, als ich in den sechziger Jahren Indien nach allen Richtungen durchkreuzte. Ich besuchte viele Ashrams im Norden und Süden Indiens, kam mit allen möglichen Yogarichtungen in Berührung, ohne daß jemand mit mir über diesen »Yoga des Klangstromes« sprach, obgleich die Anhängerzahl in die Hunderttausende ging. Die Zeit dafür war offensichtlich noch nicht reif. Nach dem Tod von Swami Ramdas gingen acht Jahre ins Land, acht Jahre schwerer Arbeit und weiter Reisen durch Asien und Australien, welche die Meditation in den Hintergrund drängten, bis der Krieg in Kambodscha meinen Arbeitsverträgen in Fernost ein Ende setzte und ich in die Niederlande zurückkehrte, wo ich zum ersten Mal auf Sant Mat stieß.

»Jeder wird durch sein Karma angetrieben«, schrieb der Große Meister, »wenn der Schöpfer uns nicht unmittelbar den Pfad zeigen will; wir tappen daran vorbei, wie gründlich wir auch suchen. Zeigt Er uns aber den Weg, dann gehen wir ihn ohne Zögern.« Und Swami Ji, einer der großen Vorgänger Sawan Singhs, schrieb: »Wenn man einen Satsangi, einen eingeweihten Schüler, fragen würde, warum er an Heilige glaubt und wodurch er weiß, daß sein

Guru ein vollkommener Meister ist, würde er antworten, daß er das Wissen darum nicht seinem Sadhana[1] zu verdanken hat, sondern daß dies das Ergebnis von Erfahrungen aus früheren Leben ist. Er glaubte an die Botschaft, sobald sie an sein Ohr drang. Er wird durch seinen Meister angezogen, wie die Motte durch die Flamme oder wie der ›Chakor‹, der Mondvogel, durch den Mond.« Genau das geschah mit mir.

In Anbetracht dessen, daß Swami Ramdas in den Niederlanden wenig bekannt war, schlug ich dem Verlag N. Kluwer vor, eines seiner Hauptwerke zu übersetzen. Die Lektorin, die ihr Urteil über das Buch an die Direktion abzugeben hatte, las es in einer einzigen Nacht aus und erklärte, daß es ein »Muß« sei. Einige Tage später besuchte sie ein junger Mann, dem sie voll Eifer über das Buch berichtete. »Es ist genau die Lehre, der wir folgen: Sant Mat«, sagte sie. Und in einer plötzlichen Eingebung bat sie ihn, mich, der ihr völlig unbekannt war, aufzusuchen – ein Anliegen, in dem der junge Mann keinen Zweck sah, aber um ihr eine Freude zu machen, dennoch zusagte.

»Na, wo wohnt denn dieser Herr?« fragte er gelassen.

»In Den Haag, wo du doch öfters geschäftlich zu tun hast.«

»Seine Adresse?«

»Zweite Schuytstraße . . . «

»Die Schuytstraße?? Das kann doch wohl nicht wahr sein . . . Ich hatte noch nie von dieser Straße gehört, bis ich letzte Woche zweimal durch sie hindurchfuhr, am Straßenschild anhielt und mich fragte: ›Was soll ich denn in dieser Straße?‹«

Anderntags stand er vor meiner Tür und wollte mich sprechen. Danach besuchte er mich bestimmt zweimal pro Woche. Ich erzählte ihm von Swami Ramdas und meinem vorigen Guru und er mir über Sant Mat. Ich studierte die einschlägige Literatur im Schnelltempo und brauchte nicht überzeugt zu werden, da ich beim ersten Blick auf das Portrait des Großen Meisters, der mir geradewegs ins Herz schaute, mich schon gewonnen wußte, so daß ich seinen Enkel Charan Singh, den heutigen Meister, ganz selbstverständlich als Guru anerkannte, unter dessen Führung die Meditation den Vorrang vor jeglicher anderweitiger Beschäftigung einnehmen sollte. Ich besuchte einen »Satsang« – wörtlich Wahre Zusammenkunft –, schloß Freundschaft mit dem Repräsentanten, durch den ich drei Monate später eingeweiht wurde, nachdem meinem Gesuch hierfür vom Meister stattgegeben worden war. Vier Monate danach besuchte ich die Dera – wörtlich Lager, Kolonie – im Punjab, um dort acht Wochen unter Führung meines neuen Guru zu verbringen.

Die schnelle Folge der Ereignisse zeigt meiner Meinung nach überdeutlich, wie wir Menschen geführt werden, wie eine bestimmte Person, z. B. mein junger Freund, mit einem ganz bestimmten Auftrag eine gewisse Zeitlang in unserem Leben in Erscheinung tritt, um dann für lange Zeit wieder zu verschwinden, wenn der Auftrag erledigt ist. Im nachhinein auf diese Periode zurückblickend, war es mir, als habe man mich vom Erdboden aufgehoben und irgendwo anders hin in den Raum versetzt, wo ich mich plötzlich auf dem Pfad befand. Das ganze Geschehen lief ohne mein Zutun ab. Daher rührt auch die Redewendung: »Sant Mat is not taught but caught«, man kann Sant Mat nicht erlernen, man wird von Sant Mat erfaßt.

Eine Parallele ist im Johannesevangelium (6, 44) zu finden, wo Jesus sagt: »Niemand kann zu mir kommen, es sei denn, der Vater, der mich gesandt hat, ziehe ihn, und ihn werde ich aufwecken am letzten Tage«, wozu Maharaj Charan Singh die erklärende Randbemerkung macht: »Die Seelen, die für mich, Christus, bestimmt sind, werden durch den Vater selbst zu mir hingezogen werden. Ich brauche sie nicht einzutreiben. Wenn der Hirte seinen Pfiff erschallen läßt, erkennen die Schafe, die zu seiner Herde gehören, das Signal und drängen zu ihm hin. Nur diejenigen, die der Vater zu Christus hingezogen hat, braucht er am letzten Tag aufzuwecken. Das heißt, er hat sie bei ihrem Tode aus dem Kreislauf von Geburt und Tod zu erlösen.« Nach der Sant-Mat-Auffassung heißt das: Wann immer ein Mensch durch gutes Karma aus vorherigen Leben das seltene Vorrecht genießt, einem Meister höchsten Grades zu begegnen, dann steht seine Erlösung in diesem oder einem der drei folgenden Leben fest. Seit seiner Geburt ist er markiert, und sein Los liegt voll und ganz in den Händen des Meisters.

Sant Mat

Ich schloß die neun Pforten
und ging durch die zehnte hinein.

Bulleh Shah[2]

Sant Mat, die Lehre der Heiligen, oder die geistige Radha Soami-Wissenschaft, genannt nach dem höchsten Schöpfer »Radha Soami«, Herr der Seele, ist weder Religion noch Sekte oder Glaube. Sie hat weder Ritus noch Zeremoniell, weder Dogmen noch Priester, Kirchen oder Tempel. Sie hat verhältnismäßig wenig mit Theorie, dafür aber um so mehr mit der Praxis zu tun. Sie ist eine Methode, durch sich selbst, während dieses Lebens, hier und jetzt, auf dem Weg nach innen in den höchsten Himmel einzugehen, ohne sich den weltlichen Pflichten gegenüber Ehegatten, Kindern, Verwandten, Freunden oder dem Staat zu entziehen. Jeder, allen voran der Meister, hat für seinen eigenen Unterhalt zu sorgen. Niemand lebt auf Kosten der Allgemeinheit. Die in Indien übliche und bekannte Sitte der Bettelmönche wird entschieden abgelehnt. Diese Lehre ist eine Wissenschaft, da sie auf Tatsachen beruht, auf Ergebnissen, die bei jedem auf gleiche Weise zutage treten, der im Laboratorium von Sant Mat forscht, das sich im Innern eines jeden Menschen befindet. Fügt man einer Silbernitratlösung Chlorid zu, entsteht durch diese Verbindung unweigerlich Silberchlorid. Ebenso wird jeder, der von einem Meister höchster Ordnung eingeweiht ist und bestimmte Worte wiederholend sich im Augenmittelpunkt konzentriert, nach kürzerer oder längerer Übungszeit unweigerlich ein bestimmtes Licht sehen und einen bestimmten Klang hören, deren Farbe und Tonart sich beim Eintritt in die jeweils höhere geistige Region verändern. Sant Mat kann von jung und alt, Mann und Frau, intellektuellen und einfachen Seelen praktiziert werden, wobei es durchaus sein kann, daß die Letztgenannten schnellere Fortschritte machen, da das Ruhigstellen des Verstandes an einen Intellektuellen größere Anforderungen stellt. Dem Neuling wird empfohlen, sich nicht aufs Hörensagen zu verlassen, sondern alles, was er über Sant Mat hört und liest, einer gründlichen eigenen Prüfung zu unterziehen. Zweifel halten sich so lange, bis er der Astralgestalt des Guru in seinem eigenen Innern begegnet.

Die Lehre der Heiligen ist sehr einfach. Alles Elend, sagen sie, die Schmerzen und Qualen, die den Menschen befallen, sind darauf zurückzuführen, daß er von Gott getrennt ist. Diese Welt, an die wir unsere Liebe verschwenden, ist nicht unsere wahre Heimat. Wollen wir von unserer Mühsal befreit werden, müssen wir in den Vater eingehen, der im Tempel mit den neun Pforten, unserem Körper, wohnt. Großer Nachdruck wird auf die Tatsache gelegt, daß wir zu Gott nur gelangen können, solange wir im menschlichen Körper sind; keinem anderen Wesen, weder unterhalb der Menschenstufe noch einem übermenschlichen, keinem Tier, keinem Geist, keinem Engel und keinem Gott wird diese Fähigkeit, dieses Vorrecht zuteil. Alle müssen, um zu Gott zurückzukehren, erst als Mensch geboren werden.

Die Theorie von alledem ist einfach, sie aber in die Tat umzusetzen, sehr schwierig. Es kann Jahre, ja ein Leben lang dauern, da der Pfad mit Fußangeln und Fallen übersät ist. Deshalb haben wir einen Führer, eine erleuchtete Seele nötig, die die Geheimnisse des Pfades kennt und uns beschützt gegen die Attacken und Verführungskünste der Negativen Macht, die auf jede erdenkliche Weise versucht, uns in einer der geistigen Zwischenwelten stranden zu lassen. Diese hält man gemeinhin für den höchsten Himmel; sie befinden sich indes weit unterhalb der Region, wo die Wesenheit thront, die ohne Namen, ohne Gestalt ist.

Ein Lehrer in geistigen Wissenschaften ist ebenso nötig wie in weltlichen Wissenschaften oder Künsten, wenn man die Sphäre reiner Spiritualität erreichen will. Solch ein Lehrer muß ein lebender Meister höchsten Grades sein, ein Wesen aus Fleisch und Blut, das mit uns auf der menschlichen Ebene in Verbindung treten kann, um uns mit dem Heiligen Geist, der göttlichen Melodie oder dem WORT, das nicht geschrieben werden, wohl aber gehört werden kann, zu vereinen. Vom Klangstrom werden wir emporgezogen, und der Meister führt uns in seiner Strahlengestalt am Tode vorbei in die oberste Region, aus der es kein Zurück auf diese Ebene gibt. Solche Meister gab es zu allen Zeiten auf der Welt; längst verstorbene allerdings können uns heute genausowenig von praktischem Nutzen sein wie ihre Schriften. Hippokrates war ein berühmter Arzt, doch von seiner Lehre allein und durch die Medizinbücher verstorbener Professoren kann ein Kranker nicht gesunden. Er braucht einen lebenden Arzt, dem er seine Beschwerden schildern kann und der ihm Medizin verschreibt für die Krankheit, an der er leidet.

Die Meister lehren uns, daß sich im Mikrokosmos unseres Körpers verschiedene Regionen befinden: eine niedrige, physische Welt und fünf höhere Ebenen, die je nach Höhe an Spiritualität zunehmen. Die niederste Region, *Pind* genannt, erstreckt sich von unseren Fußsohlen bis zum Augenzentrum und besteht vorwiegend aus Materie, der ein wenig Geist beigemengt ist, gerade soviel, wie zum Leben notwendig ist. Denn ohne Geist gibt es kein Leben. Diese Region umfaßt alle Welten, alle Sonnen und Planeten und ist trotz ihrer Vielfalt und Weiträumigkeit insgesamt nicht mehr als ein Stäubchen am Himmel von *Brahmand,* dem geistigen Zentrum, um das sie kreist und von dem sie in Funktion gehalten wird. Jede Ebene wird durch die nächsthöhere in Gang gehalten. Die fünf höheren Regionen befinden sich zwischen dem Dritten Auge und dem Scheitelpunkt des Kopfes. *Brahmand* ist die Sammelbezeichnung für die erste Region, die Astralebene oder *Anda,* und für die zweite, die kausale Region, die sich beide aus verfeinerter Materie zusammensetzen nebst einem allmählich zunehmenden Anteil an Geist. Die meisten Propheten, Religionsverkünder und Yogis kommen nicht weiter als zu dieser Kausalebene, deren Spitze, *Brahm,* sie für die höchste Gottheit halten. Die verschiedenen Höllen und Himmel befinden sich in den untersten Sphären der Astralebene. Alle diese Welten sind nicht permanent, sondern fallen nach großen Zeiträumen der Zerstörung anheim.

Die Seele legt auf ihrer Aufwärtsreise nacheinander den Astral- und Kausalkörper ab, um sich in der Dritten Region, von allen Hüllen völlig befreit und von jeglichem Karma gereinigt, in *Sahaj,* dem fast vollkommenen Zustand, zu ergehen. Dort erhält sie durch unmittelbares Wahrnehmen Kenntnis über sich selbst und alles andere. Erst wenn dieser Zustand erreicht ist, »erkennt man sich selbst« und hat »sich selbst verwirklicht«. Ständig an der Seite des Meisters, durchquert die Seele die Vierte Region und geht in die Fünfte ein, die von vielen Meistern, einschließlich der Radha-Soami-Mystiker, *Sach Khand* oder die Wahre, Unvergängliche Region genannt wird. Das ist die wirkliche Heimat der Seele, wo sie sich ursprünglich aufhielt und wohin alle Seelen letztendlich zurückkommen werden. Es ist die Residenz des Reinen Geistes, das große

Zentrum, um das sich alle niederen Regionen bewegen. Wer diesen Zustand erreicht, hat »Gott verwirklicht«. Erst hier ist man auf ewig »erlöst« und nicht in Brahmand, wo die vermeintliche Erlösung, welche die Yogis für ewig halten, nur eine begrenzte Zeitspanne währt. Aus diesem Quell des Lichtes und der Kraft fließt der Schöpferische Strom des »WORTES« auswärts und abwärts, um alle niederen Regionen, von denen jede eine Reflexion der jeweils höhergelegenen ist, und alle Wesen, welche die jeweilige Ebene enthält, zum Leben zu bringen und zu erhalten. *Sach Khand,* das Hauptquartier jeglicher Schöpfung, ist unsterblich, unveränderlich und unzerstörbar, wohingegen alle darunter liegenden Regionen nach großen Zeiträumen der Zerstörung anheimfallen.

Wenn der Meister die Seele nach Sach Khand gebracht hat, auf demselben Weg, den er oft selbst gegangen ist, übergibt er sie dem Herrn von Sach Khand – einer Region, die wiederum in vier Ebenen unterteilt ist –, damit dieser die Seele zum Gipfel leite, nach RADHA SOAMI DHAM, dem Reich des Einen und Namenlosen, der RADHA SOAMI genannt wird, obgleich er mit einem Namen nicht benannt werden kann.

Die Methode der Gottverwirklichung, die alle Heiligen lehren, die der fünften oder einer noch höheren Region entstammen, war und ist von alters her dieselbe und wird es auch immer bleiben, ganz gleich, welchem Land oder welcher Religion diese Meister angehörten bzw. zuzuordnen sind. Sie ist nicht von Menschen erfunden und kann nicht verändert werden. Sie kommt aus Gottes eigener Hand und ist so alt wie die Welt selbst. Sie besteht aus drei Teilen:

1. Aus *»Simran«* oder dem Wiederholen der Heiligen Namen Gottes. Simran leitet sich ab vom Sanskritstamm smri – sich erinnern, sich eine Person oder Sache so stark ins Gedächtnis rufen, daß man das Objekt vor sich sieht, mit ihm lebt und spricht. Das ist ein Phänomen, das man täglich wahrnehmen kann, eine Gewohnheit des Verstandes, die wir *Tamas* verdanken, der Eigenschaft der Trägheit, die Gedanken fortwährend um dasselbe Problem oder Objekt von Interesse kreisen zu lassen. Der Bauer ist mit seinen Gedanken bei seinem Land und Vieh, selbst wenn er sich in der Stadt aufhält; die Mutter denkt an die Kinder, die in der Schule sind. Der Liebhaber wiederholt im Geiste die Worte, die er seiner Angebeteten beim Wiedersehen sagen wird, und der Mensch, der beleidigt ist, spult ein ums andere Mal die Worte ab, die er seinem

Gegner an den Kopf werfen will. Durch dieses »Wiederholungsdenken« werden Körper und Geist mit den Dingen dieser Welt so sehr angefüllt, daß sie auf die Seele abfärben und damit unser Zurückkommen auf diese Welt bewirken. Wenn man jedoch die Namen der Herrscher höherer Welten mental wiederholt und mittels dieser Statthalter in Liebe an Gott denkt, sich auf den Knotenpunkt von Seele und Denkvermögen konzentriert, der das Dritte Auge genannt wird, richtet man die Aufmerksamkeit nach innen, weg von der Welt, auf Gott. Das wiederholte An-Ihn-Denken bewirkt, daß wir Ihn lieben lernen, mit Ihm leben lernen, wodurch sich unsere Chance, erlöst zu werden, erheblich verbessert.

2. Aus *»Dhyan«,* der Kontemplation auf die Gestalt und besonders auf das Gesicht, auf die Augen des Meisters, die man durch Konzentration auf das eigene Dritte Auge in Innern wahrzunehmen versucht. Dhyan, schauen, seine Aufmerksamkeit auf einen bestimmten Punkt gerichtet halten, entsteht aus Simran. Beide sind voneinander abhängig. Die höchste Art der Kontemplation ist die auf Gott gerichtete. Weil das aber nicht möglich ist, richten wir unser Augenmerk auf den Meister, der Gott repräsentiert, auf den »Shabd«, das WORT, das Fleisch geworden ist. Bei unseren ersten Versuchen konzentrieren wir uns auf die physische Gestalt des Meisters, später auf seine Astralgestalt, die uns durch die höheren Ebenen begleitet. Kontemplation auf die Gestalt des Meisters können wir mit dem Schauen auf eine brennende Glühbirne vergleichen. Das erste, was wir wahrnehmen, ist Helligkeit und nicht die Glaskugel, durch die sie hindurchleuchtet. Wenn die Kontemplation vollkommen ist, fließen Schüler, Meister und Gottheit zu einer Einheit zusammen. Und wie die Raupe zum Falter wird, verschwindet die Identität.

Ein Bauer besuchte einen Heiligen, der ihn fragte, was er wohl am meisten liebe. »Meinen Büffel«, antwortete er. Daraufhin brachte ihn der Heilige in eine kleine Kammer, forderte ihn auf, sich auf seinen Büffel zu konzentrieren, und schloß die Tür. An das zu denken, was uns lieb ist, führt zur Konzentration unseres Geistes. Weil der Bauer so fest an seinen geliebten Büffel dachte, identifizierte er sich mit ihm und nahm gedanklich dessen Gestalt an. Als der Heilige danach die Tür öffnete und den Bauern bat, herauszukommen, rührte der sich nicht vom Fleck. »Ich kann nicht«, sagte er, »ich kann nicht durch die schmale Öffnung kommen. Meine Hörner stehen zu weit auseinander.« Das also ist die Macht der Kontemplation!

3. Aus *»Bhajan«,* worunter man gewöhnlich das Singen geistlicher Lieder versteht, das jedoch in Sant Mat das Lauschen auf den Klangstrom bedeutet, nach der Weißen Musik, die unentwegt in uns erklingt. Mit Hilfe dieser göttlichen Melodie steigt die Seele in höhere Sphären auf, um sich letztendlich zu Füßen des Schöpfers einzufinden.

Das ist der Kernpunkt der geistigen Übungen, die die Heiligen aller Länder und aller Zeiten ihren Schülern zum Zweck der Gottverwirklichung gelehrt haben.

Einweihung

> Keiner ist arm, o Bhikha! Jeder hat Rubinen in seinem Bündel. Wie er den Knoten lösen muß, ist jedoch keinem bekannt, und darum muß er Armut leiden.
>
> *Bhikha*[3]

An einem freundlichen Tag im Oktober, einem Sonntag, fand meine Einweihung statt, in einer kleinen Etagenwohnung in Zandvoort, mit Blick auf die graue See. Kein Weihrauch, keine Blumen. Selbstverständlich wurden auch keine Gebühren erhoben, weil ein wahrer Meister niemals von einem Schüler eine Gabe verlangt. Der Raum war einfach möbliert, jedoch sehr anheimelnd: ein paar gemütliche Sessel, eine Couch, ein Tisch und an der Wand ein großes Portrait von Maharaj Charan Singh Ji. Dieser Tag ist der wichtigste im Leben eines jeden Satsangis. Außer mir waren noch zwei junge Schüler und Satsangis sowie der Repräsentant des Meisters zugegen: eine kleine Gesellschaft, die den Blick nach innen gerichtet hielt und sich durch nichts stören ließ. Noch deutlicher hat mich das beeindruckt, als ich ein zweites Mal eine Einweihung miterlebte, da ich mich an keine Einzelheiten meiner eigenen Einweihung mehr erinnern konnte, außer an die überwältigende Tatsache, daß der Meister den Schüler mit dem Klangstrom, dem Schöpfungsprinzip verbindet. Beim zweiten Mal waren die Morgenzüge nach Zandvoort überfüllt – selbst in den Gepäckbereichen standen die Menschen –, weil Zehntausende bei trübem Wetter zum Rennring eilten, wo der Preis für die Formel-I-Wagen ausgefahren werden sollte. Während wir in der Ferne das Dröhnen der Rennmaschinen hörten, die stundenlang ihre Runden drehten, vollzog sich drinnen im Zimmer das Wunder der Wiedervereinigung von Seele und Schöpfer. Ist es nicht wunderbar, daß der Meister, der Tausende von Meilen entfernt ist, sich in seiner Astralgestalt im Augenmittelpunkt des Schülers niederläßt, ihn mit Shabd verbindet, um die Melodie, die wir vergessen haben, als große Glocke im spirituellen Ohr des Satsangis ertönen zu lassen? Zuvor hatte der Repräsentant die fünf heiligen Namen aufgesagt, wir mußten sie etliche Male wiederholen. Er sprach langsam, in einem bestimmten Rhythmus, so eindringlich, daß sich diese Sanskritworte mühelos meinem Gedächtnis einprägten. Ohne mir dessen recht bewußt zu sein, stand ich später am Ende eines verlassenen Bahnsteigs und sang die Worte nach einer Melodie, die sich von selbst dazukomponiert hatte. Es sind die Worte, mit denen wir simranieren (das Mantram wiederholen), um das Denken auszuschalten.

Auf die Frage, welches der kürzeste Weg ist, der zu Gott führt, gibt jedwede Yogarichtung zur Antwort: »Vairagya« und »Abhyasa«, Loslösung und geistige Übung. In Sant Mat wird das Wort Loslösung nur selten gebraucht. Man spricht mehr von »anhaften«, anhaften an das, was besser und erfüllender ist als das irdische Leben, von einem Sich-Verbinden mit der Vollkommenheit des Seins, das im »Shabd« verborgen liegt und wovon der lebende Meister die Verkörperung ist. Zur Veranschaulichung: In unserer frühen Jugend lieben wir unsere Eltern. Dann bevorzugen wir Geschwister und Freunde, bis wir den Partner fürs Leben kennenlernen und mit ihm unseren eigenen Hausstand gründen, weil wir ihn mehr lieben als die Eltern. Sant Mat ist vor allem der Pfad der Liebe.

Indem der Meister uns bei der Einweihung mit dem Klangstrom verbindet, überträgt er die Führung des Kontos, das die Seele mit der Negativen Macht abzurechnen hat, auf die Positive Macht, die er selbst darstellt. Einen Teil unseres Karmas nimmt er auf sich selbst und steht uns in der Todesstunde bei. Er versichert uns, daß der Rest unseres Karmas durch Simran und Bhajan (Meditation) verbrannt wird, und gibt uns sein Versprechen: »Ich führe euch bis nach Sach Khand.« In seiner Strahlengestalt begleitet er uns in die höchste Region.

Sant Mat kennt drei Arten von Karma:

1. *Sinchit-Karma* ist das Reserve-Karma, das wir während unserer unzählige Jahrmillionen hindurch sich wiederholenden Existenzen auf der Erde oder anderen Planeten dieses Universums angesammelt haben. Da es unmöglich ist, alles, was in einem vorherigen Leben geschah, im nächsten abzubüßen, wird ein Teil ausgeglichen, der Rest aber dem Reserve-Karma zugeführt. Zum Beispiel hat ein Metzger während seines Lebens ein paar Hundert Schafe geschlachtet. In einem einzigen Leben wird er diese Schuld nicht tilgen können. Was übrig bleibt, kommt zum Sinchit-Karma, einem riesigen Berg voller Missetaten. Wären wir uns dieser immensen Schuld

bewußt, würden wir es niemals wagen, an Einweihung zu denken. Von diesem Karma also nimmt der Meister, der kein eigenes Karma hat, bei der Einweihung einen Teil auf sich.

2. *Pralabdh-Karma* oder das Karma, das unser Schicksal in diesem Leben bestimmt, das uns für dieses Leben auferlegt ist und dem wir nicht entrinnen können. Es kann weder gestrichen noch abgeändert werden. Ein abgeschossener Pfeil findet sein Ziel. Die Heiligen lassen diesem Karma seinen Lauf und greifen nicht ein, obwohl sie die Macht dazu hätten. Sie fügen sich dem Willen Gottes. Der Ort, wo dieses Karma gespeichert wird, befindet sich in einem achtblättrigen Lotus, genau über den Augen, in Anda, der ersten Region, da, wo man der Astralgestalt des Meisters begegnet. Die Folgen des Pralabdh-Karma, unter denen man anfangs sehr leidet, setzen einem später, wenn man das Augen-Zentrum erreicht hat, weniger zu, weil der Geist so stark geworden ist, daß uns Mißgeschick wenig anhaben kann.

3. *Kriyaman-Karma* ist das Karma, das wir in diesem Leben säen und in einem späteren zu durchleben haben. Manche Taten können schon in diesem Leben »belohnt« werden oder sich »rächen«. Wenn man jedoch all sein Tun und Lassen dem Meister unterstellt, wird man kein neues Karma auf sich laden.

Krankheit befällt uns als Folge schlechten Karmas. Wer sich über die Zentren der ersten und zweiten Region, die Speicher des Pralabdh- und Sinchit-Karmas, erhoben und dabei den Astral- und Kausalkörper abgelegt hat, das heißt die dritte Region erreicht hat, ist folglich frei von Karma und Krankheit. Nun tut sich aber die Frage auf, weshalb Heilige, die andauernd in höheren Regionen weilen, trotzdem von Krankheiten befallen werden. Die Antwort lautet: weil sie in ihrer Barmherzigkeit einen Teil des Karmas anderer auf sich nehmen, dessen Folge Krankheit ist. Ein treffendes Beispiel gibt der Meister Sawan Singh von seinem eigenen Meister, Baba Jaimal Singh:

»Auf Bitten eines Satsangi ging er nach Ambala, um dort ein paar Tage Satsang zu geben. Bei dieser Gelegenheit empfahl der betreffende Schüler einen intelligenten und einflußreichen Bekannten für die Einweihung. Babaji bat ihn, von dieser Idee Abstand zu nehmen. Lieber solle er zwölf andere an dessen Statt vorschlagen. Der Satsangi blieb jedoch beharrlich darauf bestehen, und der Meister willigte schließlich ein, allerdings unter der Bedingung, daß er sofort nach der Einweihung den Ort stehenden Fußes verlassen müßte.

Niemand dürfte ihn drängen zu bleiben. Für ein Transportmittel wurde gesorgt, die betreffende Person gerufen und eingeweiht. Der Meister kehrte unmittelbar darauf nach Beas zurück und hatte zehn Tage lang so heftig an Ruhr mit hohem Fieber zu leiden, daß man um sein Leben bangte. Ich besuchte dieser Tage zufällig die Dera und erfuhr, daß er die Erfüllung der Bitte des Satsangi, der ihm sehr zugetan war, nicht hatte verweigern können. Der Eingeweihte hatte eine enorme Anhäufung schlechten Karmas abzubüßen; seine karmische Schuld wurde durch das Leiden des Meisters abbezahlt. Nicht alle Fälle sind so schwer; aber keine Einweihung ist ohne einen gewissen Ausgleich karmischer Schuld möglich.«

Es ist für einen Menschen nicht leicht, altes von neuem Karma zu unterscheiden, doch im allgemeinen kann man sagen, daß alles, was plötzlich geschieht, z. B. einerseits Schicksalsschläge und andererseits Glück, das uns in den Schoß fällt, durch unser Schicksal, durch Pralabdh-Karma bedingt ist.

Ziel der Einweihung und der Meditation ist ausschließlich Gottverwirklichung, nicht aber das Verbessern der Lebensumstände, Gesundheit usw. Hieran sind vier Verpflichtungen geknüpft:

1. Der Genuß von Fleisch, Fisch und Eiern ist unzulässig.

2. Dasselbe gilt für den Genuß von Alkohol und Drogen, ausgenommen Drogen bei ärztlicher Verordnung. Alkoholische Getränke aber sind immer unzulässig.

Nicht jede Nahrung ist für jeden dienlich. Was dem Ringkämpfer bekommt, eignet sich nicht für Büro- und Schreibkräfte. Jede Nahrungsart hat ihre bestimmte Auswirkung auf den Körper und demzufolge auf den Geist. Fleisch, Fisch und Eier, befruchtet oder unbefruchtet, Kraftnahrung und Betäubungsmittel sind nicht für den geeignet, der seine Leidenschaften zügeln, sein Denken konzentrieren und sich Zugang zu den subtileren Regionen verschaffen möchte. Diese Vorschriften gründen sich auf praktische Erfahrung, nicht auf Theorie. Selbst wer einen Yoga ausübt, der sich mit niedrigeren Konzentrationspunkten als dem Augenzentrum befaßt, wird sich aus eigenem Antrieb der Fleischkost enthalten, wenn seine Aufmerksamkeit oberhalb der Augen fixiert ist. Durch das Befolgen dieser Regeln vermeidet man außerdem, sich noch mehr Karma aufzuladen, das sich aus dem Töten beseelter Wesen ergibt.

3. Ein moralisch einwandfreier Lebenswandel. Diese drei Voraussetzungen sind die Wurzeln eines Daseins, das auf Gottverwirklichung gerichtet ist. Erfolg ist ohne sie nicht möglich.

4. Das wichtigste Erfordernis ist, der Meditation die volle Zeit zu widmen, denn nur dies ist die wirkliche Arbeit des Menschen. Wieviel Zeit sollen wir ihr widmen? Mit einem Zehntel des 24-Stunden-Tages beginnend, sind anderthalb Stunden dem Simran und eine Stunde dem Bhajan oder gegebenenfalls zwei Stunden dem Simran und eine halbe Stunde dem Bhajan zu widmen. Wenn einst die Stunde der Abrechnung schlägt, zählt nur die Zeit, die der Meditation gewidmet wurde. Die beste Zeit dafür ist früh morgens, wenn man frisch ist. Abends neigt man dazu, an seine Tageserlebnisse zu denken. Doch sind auch 15 Minuten Simran vor dem Schlafengehen zu empfehlen. Die Träume werden dadurch rein, und es ist der Meditation am nächsten Morgen förderlich. Eine Stunde Meditation am Morgen hat die Wirkung von zwei Stunden am Abend. Die Forderung nach zweieinhalbstündiger Meditationszeit täglich klingt streng, scheint überzogen. Nicht aber, wenn man sich das Ziel vor Augen hält. Eigentlich sollte man sich 24 Stunden am Tag meditativ verhalten in der Weise, wie sich ein Künstler Tag und Nacht mit seiner Arbeit beschäftigt, wenn er zur Elite aufsteigen möchte. In einem fortgeschrittenen Stadium kann man Simran ohne Unterbrechung während fast jeder Beschäftigung ausüben, genauso, wie man während jeder Arbeit an seinen Geliebten denken kann. Merkwürdigerweise wird das Ergebnis unserer Arbeit dadurch sogar besser.

Die beste Haltung für die Meditation oder besser Konzentration, bevor das Denken zum Stillstand kommt, ist der Schneidersitz auf dem Fußboden, den Rücken kerzengerade, die Hände auf die Knie gestützt. Wer sich dazu außerstande fühlt, kann jede andere Haltung einnehmen, vorausgesetzt, sein Rücken bleibt aufrecht. Wer in dieser Sitzhaltung seine Aufmerksamkeit auf das Dritte Auge gerichtet hält und mit geschlossenen Augen die fünf Namen wiederholt, merkt schnell, daß seine Füße zu prickeln beginnen und der Unterkörper gefühllos wird, daß die Lebenskraft sich langsam nach oben zurückzieht, bis das Augenzentrum erreicht ist und man des Körpers nicht mehr gewahr ist. Genau dasselbe geschieht bei unserem Tode. Deshalb wird dieser Prozeß, mit dem wir uns durch Übung vertraut machen, uns beim wirklichen Sterben nicht mehr ängstigen. Daher konnte der Apostel Paulus (1. Kor. 15, 31) sagen, daß »er täglich stirbt«, während er lebte.

Die Seele hat zwei Fähigkeiten: das Sehvermögen, *Nirat* genannt, und das Hörvermögen, das *Surat* heißt. Sobald wir das Magnetfeld des WORTES oder »Logos« berühren, zieht es uns an und steuert uns weiter aufwärts zu Gott. Mit Hilfe des Klanges müssen wir die Richtung finden, wo unsere ursprüngliche Heimat liegt, und mittels des Lichtes den Pfad entlanggehen, der uns dort hinführt. Mit Surat hören wir den Klang von Shabd, mit Nirat sehen wir sein schimmerndes Licht.

Wenn wir abends einen Spaziergang machen und dabei die Richtung verloren haben, bleiben wir stehen und horchen, ob nicht ein Geräusch, etwa das Bellen eines Hundes, oder Radiomusik, von unserem Hause zu uns herüberdringt, und wir spähen ins Dunkel, ob wir nicht in irgendeiner Dachkammer ein Licht wahrnehmen können, das uns bekannt vorkommt und uns als Wegweiser dienen kann. Auf dieselbe Weise hat Gott im Menschen ein geistiges Auge und ein geistiges Ohr angelegt, sagen die Heiligen, mit denen wir das astrale Licht und die subtilen Klänge des Klangstromes wahrnehmen können, die uns befähigen, den Weg zurück nach Hause zu finden.

Manchmal frage ich mich selbst, ob diejenigen, die als Kind ihr Ohr an einen Telegraphenmast legten und wie gebannt nach dem Singen des Windes lauschten, der durch die Drähte pfiff, während die anderen längst Verstecken spielten, nicht diejenigen sind, die später bei ihrer Einweihung die Weiße Musik des Shabd hören werden, die auf die gleiche Weise in ihrem geistigen Ohr klingt: »Der Wind bläst, wo er will, und du hörst sein Sausen wohl, du weißt aber nicht, woher er kommt und wohin er weht. So ist ein jeglicher, der aus dem Geist geboren ist.« (Joh. 3, 8)

Die Meister lehren, daß der Klangstrom von Sachkhand durch die fünf Regionen niederströmt und jede Ebene ihre eigene Klangfarbe hat. In Wirklichkeit gibt es nur einen einzigen Shabd, der jedoch auf jeder Ebene verschieden ist, und gleichzeitig scheint dazu in jeder Region das dazugehörige Licht. Ein Fluß beginnt an der Quelle und mündet schließlich ins Meer, aber in seinen verschiedenen Abschnitten gibt er verschiedene Geräusche von sich. Er murmelt an der Quelle, plätschert friedlich durch die Auen, bahnt sich donnernd seinen Weg durch die Felsen, rauscht majestätisch an seinen Wasserfällen und fließt schließlich unhörbar ins Meer, und doch ist es immer derselbe Fluß. Ebenso lockt uns Shabd mit Glockenklang von der Welt weg und verbindet uns jedesmal mit einem noch überwältigenderen Klang – der im Ton fünf von Seraphim gespielten Musikinstrumenten gleicht –, bis wir letztendlich Sachkhand erreichen. Wann immer wir Shabd-Yoga üben, um diese fünf Klänge in uns zu erwecken, müssen wir zugleich die fünf Leidenschaften bannen und ihrer Herr werden: *Kam* (Fleischeslust), *Krodh* (Zorn), *Lobh* (Habsucht), *Moh* (Verhaftetsein) und *Ahankar* (Ichsucht). Sobald die fünf Shabds in uns zu klingen beginnen, verlieren die fünf niederen Neigungen ihre Kraft und verschwinden vollkommen beim Eintritt in die Dritte Region. In Gestalt von fünf anmutigen Knaben schleichen sie von dannen, sagt der Dichterheilige Kabir. Die fünf Shabds, die göttlichen Schwingungen, sind ohne die Schubkraft des Meisters gewissermaßen nur Schießkugeln, die man sich zuwirft. Eine Kugel aber bedarf eines Gewehres, um ihr Ziel zu treffen.

Wenn man mit Hilfe von Simran die neun Pforten des Körpers (zwei Augen, zwei Ohren, zwei Nasenlöcher, den Mund und die unteren beiden Öffnungen) geschlossen hat und wenn die Seele auf den Augenmittelpunkt gerichtet bleibt, beginnt man, Licht zu schauen. Zuerst wie die Glut brennender Holzkohle, dann Blitzlichter, die sich zu einem großen Stern verdichten. Andere Sterne folgen, ein ganzer Sternenhimmel, die Sonne und der Mond. Hinter diesem erwartet uns der Guru in seiner glänzend leuchtenden Strahlengestalt mit den Gesichtszügen, die uns vom Leben her bekannt sind. Zweifel werden sich solange in uns halten, bis wir der Lichtgestalt begegnen, der wir in allen Sprachen der Welt unsere Sorgen vortragen können, dem einzigen, der unser Vertrauen nicht enttäuscht und der uns bleibt, wenn alle, die uns nahestanden, uns längst verlassen haben. Mit der Einweihung empfangen wir sozusagen die Rechnung der kostbaren Güter, deren wir teilhaftig werden sollen. Aber erst, wenn wir den Meister in seiner Strahlengestalt gesehen und unsere gesamte Ichheit abgelegt haben, erhalten wir die Kostbarkeiten, die uns der Klangstrom schenkt. So ist auch das Bibelwort zu verstehen: »Viele sind berufen, wenige aber auserwählt.« Viele werden eingeweiht, doch nur wenige werden dem Meister in seiner Strahlengestalt begegnen, während nur jeder Millionste bereits *in diesem Leben* zum Höchsten zurückkehren wird. Simran bringt uns bis zum Treffpunkt mit dem Meister, wo der Pfad erst richtig beginnt, und nicht weiter. Er ist lediglich ein Mittel, dieses Ziel zu erreichen. Danach führt uns Shabd, der innere Meister, weiter voran. Der Mensch wird auf seiner Reise in höhere Regionen sodann eine Lotusblume sehen, die sich entfaltet und Lichtstrahlen aussendet und die ihm die innere Wirklichkeit aufzeigt. Diese Flamme, Jyoti genannt, die tausend brennenden Kerzen gleicht und die Astralgestalt des Herrschers der ersten Region ist, sorgt für die Erhaltung der gesamten niederen Welt. Dieser Begriff ist den Moslems und Hindus immerhin so wohlbekannt, daß sie einem hohen öffentlichen Gebäude den Namen »Tausend Lichter« gegeben haben; sie begreifen jedoch nicht, daß diese Flamme im eigenen Innern brennt.

Das blendendhelle Licht der fünften geistigen Region, Sachkhand, nimmt beim Abstieg ständig an Helligkeit ab, bis es in der ersten Region die Leuchtkraft von nur noch tausend Kerzen hat. »Betrachtet eine Flamme«, rät uns der Meister Sawan Singh, »sie hat die Neigung zu rauchen und zu rußen, und ihr werdet sehen, daß gerade unterhalb des Punktes, wo der Ruß sich zu bilden beginnt, etwas Rotes glüht. Unterhalb von diesem Rot ist eine leuchtende, hellere Zone. Noch tiefer nimmt das Licht an Stärke zu. Stellt euch nun vor, daß von Sachkhand bis zur ersten Region eine umgekehrte Flamme brennt. Die erste Ebene ist der Rauch, die zweite Region das Rot, das frei von Rauch ist, die dritte Ebene ist die leuchtende Zone, in der kein Rot mehr zu sehen ist, die vierte ist eine einzige Helligkeit, während das Licht von Sachkhand sich jeder Beschreibung entzieht. Von unten nach oben verstärkt sich das Licht, und der Klang wird stets feiner und lieblicher im Ton bis hinauf nach Sachkhand. Wenn Nirat, das geistige Sehvermögen, nicht entwikkelt wird, kann man keinen Fortschritt machen, selbst wenn man lebenslang den Klangstrom hören kann.«

Im Gegensatz zu anderen Yogarichtungen, die in unserer gehetzten Zeit viel Auftrieb gewinnen und die Meditation als einen Prozeß bekanntmachen, für den weder Beherrschung des Geistes noch der Sinne notwendig ist, wo tägliche Übungen nur Minutenarbeit sind, aber genügend, um reiche Ernte daraus zu erhalten, hebt Sant Mat die Mühseligkeit, mit der der Pfad begangen wird, hervor. »Der Schüler mache sich keine Sorgen, wenn der Prozeß sich langsam vollzieht.« Wie sollte es anders sein? Seit Jahrmillionen pflegt der menschliche Geist vom Mittelpunkt nach außen zu wandern. Diese Gewohnheit ist so stark geworden, daß es viel Zeit und Mühe kostet, das Bewußtsein, das Jahrhunderte lang in den niederen Zentren verblieb, zurückzuführen nach dem Punkt, von dem die Reise ins Innenreich beginnt. Es gibt reine Seelen, die schon bei der Einweihung nach innen gehen, jedoch sind solche Fälle sehr selten. Wenn es auf der Welt etwas Mühevolles gibt, dann ist es gewiß der

Kampf mit der Gedankenkraft. Die Anstrengung, die dies vom Schüler erfordert, geht Hand in Hand mit der Zuwendung des Meisters, der stets bereitsteht, Hilfe und Führung zu gewähren, der dem Schüler Mut zuspricht und ihm versichert, daß alles zur rechten Zeit geschieht. »Slow and steady wins the race«, langsam und beständig wird das Ziel erreicht. Es kann Jahre, ja selbst ein ganzes Leben dauern. So mühsam ist der Kampf mit dem launenhaften Verstand, und so lange dauert es, bis er sich geschlagen gibt, daß dieses Gefecht verglichen wird mit der Art und Weise, wie eine Ameise eine glatte Wand erklimmt. Wenn die Seele mit Hilfe des Klangstromes aufsteigt, legt sie die Reise in den verschiedenen Ebenen mit unterschiedlicher Schnelligkeit zurück:

1. So langsam wie eine Ameise in Pind, der Region unterhalb des Dritten Auges;
2. entsprechend einer Spinne in Anda, der ersten Region;
3. entsprechend einem Fisch in Brahmand, der zweiten Region und höher hinauf;
4. so schnell wie ein Vogel in Sachkhand, der fünften Region.

Wenn eine Ameise die glatte Wand hochkrabbelt, geschieht es oft, daß sie nach ein paar Zentimetern hinunterfällt und aufs neue beginnen muß, manchmal sogar, wenn die Decke schon in Sicht ist. Trotzdem setzt sie verbissen ihren Marsch vom Fußboden nach oben fort, eine langwierige und mühselige Arbeit. In derselben Lage befinden wir uns, wenn wir den Lebensstrom aus Pind, von den neun Pforten des Körpers über das Dritte Auge zur Strahlengestalt des Meisters zurückleiten wollen.

In Anda gleicht die Seele einer Spinne, die sich an einem selbstgesponnenen Faden von der Decke herabfallen läßt, um mit ihrer Beute wieder langsam hochzuhangeln. Ebenso bewegt sich die Seele im Licht- und Klangstrom auf- und abwärts.

In Brahmand steigert sich die Geschwindigkeit und gleicht der eines Fisches, der mit Freudensprüngen stromaufwärts schwimmt. In Par Brahm, der dritten Region, schwebt die Seele, untrennbar mit Shabd verbunden, mit größter Leichtigkeit mit dem Klangstrom auf und ab.

In Sachkhand ist sie wie ein Vogel, der von der Bergeshöhe hinabsegelt, um sich mühelos von unten wieder in die Lüfte zu erheben. Das ist der Zustand der Heiligen, die, ungehindert durch

Materie oder Geist, wie ein Vogel von unserer Ebene nach Sachkhand fliegen und von dort zurück zur irdischen Ebene.

In der Lehre der Heiligen wird viel über den Wahren Namen Gottes gesprochen; das bedeutet, daß es auch einen andern geben muß, der nicht wahr ist. Mit wahr meint man das, was ewig, frei von Geburt und Tod ist. Die Heiligen erklären, daß es zwei Arten von Nam gibt. Der eine wird *Varnatmik* genannt, der andere *Dhunyatmik.* Ein Varnatmik-Name ist einer, der gelesen, geschrieben und gesprochen werden kann. Alle Namen wie Gott, der Herr, Allah, Radha Soami, Hari Om usw. sind Varnatmik-Namen, die an Zeit und Raum gebunden sind.

Swami Ji, Erneuerer der Lehre, begann vor hundert Jahren, den Höchsten Herrn »Radha Soami« zu nennen. Sein Nachfolger, Baba Ji, folgte seinem Beispiel. Der Große Meister, Sawan Singh Ji, der Ende des vorigen Jahrhunderts als Ingenieur-Offizier in der Berufstruppe des ehemaligen britisch-indischen Heeres diente, erzählt: »Meine Garnison lag in den Murree Hills nahe Kaschmir. Eines Tages, als ich die Arbeit meiner Soldaten kontrollierte, sah ich einen Sikh Gentleman zusammen mit einer Frau, beide mittleren Alters, den Hügel heraufsteigen. Ich dachte, daß er sicher wegen einer Rechtsangelegenheit nach hier gekommen sei; jedenfalls vermutete ich nicht im geringsten, daß er mein Guru werden würde. Es war niemand anders als Baba Ji selbst, und die Frau war Bibi Rukko. Später hörte ich, daß Baba Ji, als er mich sah, zu Bibi Rukko gesagt hat: ›Seinetwegen sind wir hierher gereist‹, worauf Bibi Rukko geantwortet hat: ›Aber er hat Euch noch nicht einmal gegrüßt!‹ Baba Ji sagte dann: ›Was kann er denn schon wissen? Am vierten Tag wird er von selber zu uns kommen.‹

Baba Ji begann, in einem Rasthaus für Bettelmönche Satsang zu halten, wobei er den ›Granth Sahib‹[4] auf neue Art auslegte, was viel Aufsehen erregte. Jemand erzählte mir, daß er Musikinstrumente in die Köpfe der Menschen stecke. Ich lachte ihn aus und sagte: ›Hör mal, das willst du einem Offizier weismachen? So etwas gibt es doch gar nicht!‹ Nichtsdestoweniger wurde ich neugierig und ging am vierten Tag zum Satsang, als Baba Ji Guru Nanaks Zitate erläuterte. Ich feuerte viele Salven von Fragen auf ihn ab. Es waren so viele, und es dauerte so lange, daß das Publikum beinahe aus dem Häuschen geriet. Unter anderem brachte ich meine Bedenken gegen die Namen ›Radha Soami‹ vor. Baba Ji erklärte mir daraufhin, was ›Radha Soami‹ bedeutete. ›Radha‹ sei der Name der ersten, ursprünglichen Seele und ›Soami‹ der Shabd, das ›WORT‹. Er wollte noch weitere Erklärungen geben . . . aber ich wollte davon nichts mehr hören, weil . . . ich den Vedanta[5] studiert und den Granth Sahib und die Gita gelesen hatte, was jedesmal meine Auffassung verändert hatte, so daß . . . ich zum Schluß so klug war wie zuvor. Als ich dann aber nach drei, vier Tagen eine befriedigende Antwort auf alle meine Fragen erhalten hatte, schwanden alle meine Zweifel, und ich bat um Einweihung, unter der Bedingung, den Namen ›Radha Soami‹ nicht gebrauchen zu müssen, weil ich noch nie von ihm gehört hatte. ›Was haben Sie dagegen einzuwenden?‹ fragte Baba Ji, ›er beinhaltet die höchste geistige Kraft!‹ – ›Nun ja, ich sehe keinen Sinn darin!‹, antwortete ich, worauf er sagte: ›Wieviele Namen von Gott werden im ersten Teil des Granth Sahib erwähnt?‹ – ›Etwa zwölf- bis vierzehnhundert!‹, war meine Antwort. ›Wenn Sie dagegen keinen Einwand erheben, warum dann gegen Radha Soami?‹ Ich mußte mich geschlagen geben und wurde eingeweiht.« Sawan Singh war damals 36 Jahre alt. Es dauerte neun Jahre unter Baba Jis Führung, bevor dieser ihn zu seinem Nachfolger berief.

Varnatmik-Namen, und darum handelt es sich auch bei »Radha Soami«, sind also solche Namen, bei denen man den Ursprung erforschen kann, die an Zeit und Raum gebunden sind. Keiner von ihnen ist absolut oder ewig. Sie verschwinden alle im Laufe der Zeit.

Der Name jedoch, den alle Meister preisen, der Erlösung schenkt und uns befähigt, das Denken zu beherrschen, der uns zur Selbsterkenntnis und Gottverwirklichung führt, wird von den Heiligen Dhunyatmik genannt. Das ist der Wahre Name. Er ist unvergänglich und kann nicht gelesen, geschrieben oder gesprochen werden. Swami Ji pflegte ihn das »Ungeschriebene Gesetz« und die »Ungesprochene Sprache« zu nennen. Guru Nanak sagt, daß man diesen Namen ohne Augen sehen, ohne Ohren hören, sich ihm ohne Füße nähern, ihn ohne Hände berühren und ihn ohne Zunge aussprechen kann. Dieser *Name,* diese Essenz Gottes, hat alle Welten erschaffen: aus Ihm wird alles Licht geboren, Er hallt in jedem einzelnen Wesen wider. »Am Anfang war das WORT, und das WORT war bei Gott, und das WORT war Gott. Alle Dinge sind durch Es gemacht, und ohne Es ist kein Ding gemacht, das gemacht ist. In Ihm ist das Leben, und das Leben ist das Licht der Menschen«, so steht es im Johannesevangelium (1, 1–4). Die Weisen und Seher des alten Indiens verkündeten in den Veden, daß die Welt durch

Akash-Bani (den Göttlichen Klang aus den Himmeln) geschaffen wurde; im Koran spricht man von Kalma, das die vierzehn Regionen schuf, und der alten chinesischen Philosophie zufolge ist es Tao (das WORT), wodurch die Welt entstand.

Varnatmik-Nam (Varna = Form, Farbe, Kaste) ist ein Name, der Form oder Farbe angibt, der ein Ding beschreibt. Dhunyatmik-Nam (Dhun = Klang) ist transzendent, das Ding an sich, die Melodie, die Essenz Gottes. Letzteres ist Wirklichkeit, von der ersteres das Symbol ist. Der Unterschied zwischen einem von einem Yogi gegebenen Mantra, der diesem seine spirituelle Kraft zufügt, und den Fünf Namen, mit denen ein Heiliger einweiht, das heißt, die Seele des Schülers mit dem Heiligen Geist verbindet, der alle Welten schuf, ist wie die Kraft einer Ameise im Vergleich zu einer Zugmaschine.

»Wenn ein vollkommener Meister jemanden einweiht«, sagt der Meister Sawan Singh, »überträgt er dem Schüler das Herzensgeheimnis und nimmt ihn damit in die Familie des Satguru auf. Er schenkt ihm einen Lebensstrahl und verbindet ihn mit dem Klangstrom. Er pflanzt sein Licht und Bewußtsein in die Seele des Schülers, der, von diesem Elixier durchdrungen, zu einem neuen geistigen Leben erwacht, sofern er sich ernsthaft seinen geistigen Übungen widmet. Diese Gabe des Meisters kann ihm nicht mehr entrissen werden. Weder Zeit noch Maya sind imstande, diesen Lebensstrahl zu zerstören, der ihm schließlich Befreiung schenkt.«

Bezüglich der Einweihung erzählt Maharaj Charan Singh Ji folgendes Gleichnis:

»In einem Gefängnis befindet sich eine große Anzahl Gefangener. Ein gutmütiger Menschenfreund begibt sich dorthin und spendet eine Summe Geldes, damit die Gefangenen während der heißen Jahreszeit täglich kühles Wasser bekommen. Sicherlich hat er damit ein gutes Werk getan, indem er für frischen Trank anstelle des abgestandenen Wassers sorgte, mit dem sie zuvor zufrieden sein mußten. Eine andere edle Seele überzeugt die Anstalt, daß das Essen der Gefangenen von schlechter Qualität ist, und versorgt sie regelmäßig mit einer guten Mahlzeit, die ihnen mundet. Auch sie hat ein gutes Werk getan. Dann meldet sich eine dritte gutherzige Seele zur Stelle, welche die Insassen während der kalten Jahreszeit mit warmer Kleidung ausrüstet. Alle drei haben getan, was sie tun konnten, um das Los der Gefangenen zu verbessern. Aus Gefangenen dritter Klasse wurden solche erster Klasse. Ihr Leben im

Gefängnis wurde erträglicher und bequemer. Dessenungeachtet blieben sie hinter Gittern. Dann erscheint der vierte gutherzige Mann. Er hat die Schlüssel des Gefängnisses in der Hand, öffnet das Tor und entläßt die Gefangenen für immer in die Freiheit. Die Barmherzigkeit des vierten Menschenfreundes übertrifft bei weitem die seiner Vorgänger. Heilige kommen mit dem Schlüssel dieses unermeßlichen Gefängnisses in diese Welt und erlösen uns, indem sie die Liebe zu Gott in uns erwecken und uns den Weg in unsere wahre Heimat zeigen, für immer heraus aus dem Labyrinth, in dem wir gefangen sind. Deshalb ist die Hilfe, die uns durch Heilige und Meister geboten wird, unendlich viel größer als die einer jedweden anderen menschenfreundlichen Person, soziale Reformatoren oder Politiker eingeschlossen.«

Diesen Schlüssel gibt der Meister den ihm zugewiesenen Schülern, wenn er selbst sie einweiht oder seinen Repräsentanten damit beauftragt.

Ankunft in der Dera

Wer diese Lampe auch anzündete, o Nanak,
Zu einem erhabenen Orte geht jener.

Adi Granth[4]

Vier Monate später brachte ein Charterflugzeug der »Egyptian Airways« drei weibliche Satsangis und mich von Ostende über Moskau, wo es 25 Grad kalt war, nach Delhis Palam Flughafen. Wir hatten sieben Stunden Verspätung; somit war der Anschluß nach Amritsar verpaßt. Doch die Sonne schien warm, eine herrliche Wintersonne. Ein Taxi brachte uns in die Stadt. Da der Nachtzug nach Beas ausgebucht war, reservierten wir für den nächsten Tag Plätze im »Frontier Mail« und konnten mit viel Mühe zwei Zimmer in einem Hotel ergattern. Am nächsten Tag stand ich früh auf, um unsere Ankunft telegrafisch der Dera anzuzeigen. Es war zwei Jahre her seit meinem letzten Besuch in Indien. Örtliche Umstände schien ich vollkommen vergessen zu haben; der Postschalter öffnete erst um 10 Uhr morgens. Nach langem Warten gab ich ein normales Telegramm auf, das erst am nächsten Tag ankam. Für eilige Fälle ist ein Expreßtelegramm oder Phonogramm zu empfehlen. Sewadare (Radha Soami »officials«) brachten uns zum Bahnhof, und da die Damen noch nie zuvor in Indien gewesen waren, sorgten sie für ein Abteil mit Klimaanlage, doppelt so teuer wie die erste Klasse, die zwar komfortabel, aber sehr staubig war. Anstatt um 11.40 Uhr fuhr der Zug erst um 13.45 Uhr mit zwei Stunden Verspätung ab.

Um 21 Uhr kamen wir dann in einem kleinen, dunklen Bahnhof an. Es war niemand da, der uns zur fünf Kilometer entfernt liegenden Dera hätte bringen können. Ich radebrechte in einem mühseligen Englisch-Hindi mit dem hilfsbereiten Bahnhofsvorsteher, nahm das Telefon vom Haken . . . und das elektrische Licht fiel aus! Unter dem Flackern einer Kerze und viel Gelächter bekam ich Verbindung. Ein Auto würde geschickt werden. Nach dreiviertel Stunden war es so weit. Die beiden Beauftragten, die das Gepäck aufladen halfen, verweigerten jedes Trinkgeld. Es waren Satsangis.

Als das große Portal der Dera sich öffnete und wir auf einem Asphaltweg hineinfuhren, wurde ich unmittelbar der besonderen Atmosphäre gewahr: Dies ist ein Ort, wo schwer gearbeitet wird, wo im Gegensatz zum übrigen Indien Ordnung herrscht und eine gute Organisation fühlbar wird. Es war dunkel. Alle Lichter der Hauptgebäude, mit Ausnahme der Zimmer der ausländischen Gäste, gehen um 21 Uhr aus, weil schon um drei Uhr morgens eine Sirene das Signal zur Meditation gibt. Ein leichtes Abendessen stand für uns bereit. Ein älterer Mann mit Turban und ein jüngerer, etwa Ende zwanzig, der sofort meine Zuneigung erweckte, wiesen uns die Zimmer an, brachten Laken und Decken, einen kleinen Elektroheizer und eine heiße Wärmflasche! Es war sehr kalt, weil der Nordwind von den Schneegipfeln der Himalayas, reichlich 100 km entfernt, über die kahle Ebene hinwegfegte, wo die Dera auf einer kleinen Anhöhe am Beasfluß liegt. Ich suchte sogleich meinen neuen Freund auf, der noch im Lagerraum anwesend war, und bat ihn, »Jagdish« – »Herrscher der Welt« –, um ein zweites »quilt«, eine wattierte Steppdecke. Mit einem Stoppelbart, der schon einige Tage alt war, und mit schielenden Augen sah er mich treuherzig an. »My big brother«, sprach er mit tiefer Stimme, halb in Englisch, halb in Hindi, »das ist hier nicht üblich, aber weil du es bist, kriegst du von mir ein zweites quilt . . . und ein weiteres Heizöfchen noch dazu. Nein, ich bring's dir! Aber sag's nicht weiter, ja?«

Nach den Anstrengungen der vergangenen Tage schlief ich augenblicklich ein und verschlief sogar das Heulen der Sirene. Mein Zimmer befand sich im Erdgeschoß eines der drei Gästehäuser. Unterkünfte mit zwei Etagen für Ausländer, eingerichtet mit dem einfachen Komfort eines richtigen Bettes, eines Teppichs, bequemer Sessel, eines Schreibtisches, Bücherregalen usw., mit Dingen also, die man in Indien selten in Hotels mittlerer Klasse und niemals in »Indian Style«-Hotels antrifft. Im blitzsauberen Baderaum befanden sich eine Dusche mit Kalt- und Warmwasser, ein WC und ein Waschbecken. Jeden Morgen kam Jagdish zum Abstauben und Aufwischen. Laken und Handtücher wurden wöchentlich gewechselt. Der Tagesrhythmus lief folgendermaßen ab:

3.00–6.00: Meditation im eigenen Zimmer
7.30: Frühstück: Tee, Kaffee, Brei, Toast, Marmelade
9.30–10.15: Satsang in Punjabi mit Gesang, außerhalb des Gästehauskomplexes

10.30: Kaffee und Kekse

11.00–12.00: Während der Abwesenheit des Meisters: ein Vortrag in Englisch durch einen der engsten Dera-Mitarbeiter

12.30: ein vegetarisches Mittagessen aus Reis, Chapatis (eine Art Pfannkuchen), vier oder fünf Gemüse-Arten, Yoghurt, Kaffee, Tee. Danach freie Zeit zu eigener Verfügung

15.00: Nachmittagskaffee

16.00–17.30: Sewa, freiwillige körperliche Arbeit: Backsteine kleinschlagen, Abtragen von Sand usw.

18.00: Abendessen wie mittags, aber etwas abgeändert

19.00–19.45: Während der Anwesenheit des Meisters Satsang in englisch im großen Saal des Gästehauskomplexes mit der Möglichkeit, Fragen zu stellen

21.00: Licht aus

Den Gästen wird das Einhalten dieser Zeiten empfohlen bzw. angeraten; es steht aber jedem frei, zu tun und zu lassen, was ihm gefällt. Niemandem wird etwas aufgezwungen. Man kommt hierher, um sich selbst zu finden, der täglichen Pflichten ledig zu sein, sich der Meditation zu widmen, wobei einem die Anwesenheit des Meisters zustatten kommt. Dieser befand sich gerade auf einer Rundtour und sollte erst in zwölf Tagen zurückkommen, wodurch ich Zeit genug hatte, mich zu akklimatisieren, zu meditieren, zu lesen, die Geschichte der Sant-Mat-Lehre und der Dera zu studieren, damit ich mich besser auf meinen neuen Guru einstellen konnte, den ich noch nicht persönlich kennengelernt hatte.

In den rotbraun und grauen Unterkünften, hinter einer Rasenfläche gelegen, die von Blumenbeeten umsäumt war, wohnten noch nicht viele Gäste: Amerikaner, besonders aus Kalifornien, Südafrikaner, Deutsche, Schweizer, Australier, ein Engländer und ein Tunesier. Dieser geschlossene Bereich war den Indern nicht zugänglich, weil sie mit ihren Bitten um Unterstützung und ihren Versuchen, eine Arbeit im Ausland verschafft zu bekommen, den Besuchern in diesem Land oftmals lästig fallen. Es ist also keine diskriminierende Maßnahme, sondern dient dem Schutz der Gäste. Außerhalb dieser Umzäunung befanden sich noch nicht viele Inder. Sobald aber der Meister anwesend ist, strömen von allen Seiten Menschen herein, die Atmosphäre verändert sich schlagartig, elektrifiziert durch seine Persönlichkeit.

Dieser Ashram, am Westufer des Beasflusses zwischen den

Städten Amritsar und Jullundur gelegen, war der größte, den ich bis dahin besucht hatte, größer als die Einsiedelei von Aurobindo in Pondicherry. Das mit einer Mauer umgebene Gelände ist achteinhalb Hektar groß. Man kann sagen, es ist ein Städtchen, ursprünglich um das hohe Haus des Großen Meisters gebaut. Es ist in indoislamischem Stil aufgezogen, mit kleinen Straßen und Plätzen, mit breiten asphaltierten Wegen, einer Schule, einem großen Kinderspielplatz und kleinen Häusern für pensionierte Inder und mehreren Wäldchen. Neben den Räumen für die Verwaltung und einem Postamt gibt es einen Lesesaal bei der Bibliothek, die eine große Auswahl mystischer und philosophischer Werke bereithält. Es wäre kein Städtchen, besäße es nicht auch ein Krankenhaus. Es gibt sogar zwei, ein allopathisches Krankenhaus und eine Naturheilklinik, wo Maharani, des Meisters Frau, wirkt, nachdem sie die erforderlichen Examen dafür abgelegt hat. Auch eine homöopathische Apotheke ist am Platze, ebenso eine Augenklinik.

Der Langar-Küchenbezirk ist so geräumig, daß in Schichten von jeweils etwa 20 000 die Menschen kostenlos verpflegt werden können. Es mag unglaublich klingen, aber mit eigenen Augen sah ich zur Zeit der Bhandara – das sind religiöse Festtage –, daß Hunderttausende zweimal täglich eine warme Mahlzeit bekamen, die durch ein Heer freiwilliger Helfer, die diese Aufgabe mit Liebe auf sich nahmen, ausgeteilt wurde. Es gibt da noch ein großes Übernachtungsgebäude für indische Gäste, ferner das Haus des Meisters, von einem Rosengarten umgeben, eine Ziegelbrennerei und Felder. Über diesem geordneten Bezirk erhebt sich an der Südseite der riesige rötliche »Satsanghar« mit sieben weißgekuppelten Minaretten, der als Satsanghalle für 8.000 Menschen geplant war, inzwischen aber viel zu klein geworden ist und heute in erster Linie bei Einweihungen seinen Zweck erfüllt.

Die vier Baumeister der Dera

Am Anfang war die Erde wüst und leer
Und Finsternis lag über der Tiefe.

Erstes Buch Mose

Baba Ji

Im Jahre 1890 war dieses Stück Land noch eine Wüste. Weil man allgemein glaubte, daß böse Geister hier ihr Unwesen trieben, blieb es unbewohnt, bis ein Mann erschien, der äußerlich nicht sehr weise wirkte, in Wirklichkeit aber ein Mensch von großen Geistesgaben war, ein Mastana. Er wurde so genannt, weil er offensichtlich an geistigen Störungen litt. Er versuchte, die Verzückung, in der er lebte, körperlich auszudrücken, anstatt die Kraft, die in ihm aufwallte, für seinen inneren Aufstieg zu verwenden. Er schleppte Backsteine zusammen und stapelte sie auf dem Fleck, wo sich jetzt die Dera befindet. Man nannte ihn Kanhom, den Schwachsinnigen. Als man ihn fragte, warum er das tue, hielt er inne und sagte: »Das hier wird ein blühender Ort werden. Es wird wie in einer Stadt werden, mit prächtigen Häusern und vielen Menschen.«

Als Baba Ji (1839–1903), der Gründer, nach dem diese Kolonie Dera Baba Jaimal Singh genannt wurde, sich hier seßhaft machte, baute er sich eine kleine Lehmhütte, nicht größer als 2,5 m^2. Wenn er sich aufrecht hinstellte, konnte er mit den Händen die Decke fassen.

»Baba Ji« – ein Kosename, den man mit »Großväterchen« übersetzen könnte, wobei das »Ji« Respekt ausdrückt – wurde 1839 in Ghoman geboren, einem Dorf, drei Stunden Fußmarsch von der Dera entfernt. Als Kind von sieben Jahren lernte er bei einem Vedantisten[5], der im Dorf wohnte, zügig Punjabi lesen. Unter dem Einfluß dieses frommen Mannes und durch die Lektüre der heiligen Bücher der Sikhs entwickelte er großes Verlangen nach geistigen Übungen. Schon zu jener Zeit sah er inneres Licht.

Beim Studium des Granth Sahib fand er an etlichen Stellen die Wörter »Nam«, »Shabd« und »Fünf Shabds« erwähnt. Er war überzeugt, daß Shabd nicht eine Melodie gemeinhin bedeutete, sondern daß damit eine Kraft gemeint war, welche die gesamte Schöpfung in Gang hält. Er sprach mit seinem älteren Freund darüber, doch dieser konnte ihm keine nähere Erklärung geben. Kurz danach starb sein Vater, und der junge Jaimal zog hinaus, von Mahatma zu Mahatma, egal ob Hindu oder Moslem, in der Hoffnung, einer von ihnen könne Aufschluß geben. Aber alles blieb ohne Erfolg. Enttäuscht kehrte er heim und traf in Beas eine Gruppe Sadhus, Bettelmönche, auf dem Weg nach Rishikesh, einem bekannten Pilgerort zu Füßen des Himalayas. Von neuer Hoffnung erfüllt, schloß er sich ihnen an, gerade sechzehn Jahre alt. Wem er auch alles begegnete in den Ashrams und Höhlen, in die sich Einsiedler zurückgezogen hatten, stets auf der Suche nach der *einen* Wahrheit, so fand er doch niemanden, der ihm hätte weiterhelfen können. Doch dann hörte er von einem steinalten Sadhu, der 25 km weiter ganz allein im Dschungel lebte und von niemandem gestört werden wollte. Dessenungeachtet suchte Jaimal ihn auf. Ärgerlich über den Ungebetenen, versuchte der Sadhu, ihm Angst einzujagen, indem er ihm erzählte, wie gefährlich diese Wildnis mit ihren Tigern und Bären sei, welche die Menschen angriffen. Jaimal gab zur Antwort, daß, wenn die wilden Tiere dem Sadhu kein Leid zugefügt hätten, es auch für ihn keinen Grund gäbe, sich zu ängstigen. Erfreut über diese Antwort beruhigte sich der alte Mann. Sein Gesicht klärte sich vollends auf, als Jaimal ihm sagte, daß er auf der Suche nach den Fünf Shabds sei. Dies sei auch der einzige Grund seines Kommens. Der Klausner seufzte und sprach: »Danach suche ich auch schon so lange. Tag und Nacht habe ich meditiert, was mir große psychische Kräfte einbrachte, aber ich weiß, daß es ohne die Fünf Shabds keine wirkliche Erlösung gibt. Durch meine Innenschau jedoch habe ich entdeckt, daß in Agra ein vollkommener Meister lebt, der nach Jahren der Zurückgezogenheit in die Welt zurückgekehrt ist, um seine Lehre zu verkünden. Geh' zu ihm hin! Er wird dir sicherlich helfen können. Ich komme nach, aber sehr, sehr langsam, denn meine Beine sind sehr schwach geworden. Los, schnell, spute dich!«

Voller Hoffnung, nun endlich kurz vor der Lösung seines Problems zu stehen, zog Jaimal nach Agra. In der Eile seines Aufbruchs hatte er jedoch vergessen, nach der Adresse zu fragen, so daß er große Mühe hatte, den Meister zu finden. Dieser Satguru, Seth Shiv Dayal Singh mit Namen, war allgemein bekannt unter dem Beinamen Swami Ji Maharaj, abgekürzt Swami Ji. 1818 in Agra geboren, hielt er schon in jugendlichen Jahren Vorträge von tiefem spirituellem Inhalt, und viele kamen, seinen Worten zu lauschen. Mit 26 Jahren jedoch zog er sich aus der Öffentlichkeit zurück und meditierte 17 Jahre in einer dunklen Kammer. 1861 kam er als erleuchteter Mensch wieder zum Vorschein und begann, in der Öffentlichkeit Satsang zu halten. Später wurden die wichtigsten Punkte seiner Lehre in einem literarischen Werk zusammengefaßt, das 1861 in zwei Teilen herausgegeben wurde: »Sar Bachan«, wörtlich »Wahre Worte«, eines in Prosa und eines in Poesie. Swami Ji war der erste, der die höchste Gottheit »Radha Soami« nannte.

Swami Jis Lehre war nicht neu. Sie war dieselbe wie die der Heiligen Kabir, Guru Nanak, Tulsi Sahib und anderer in früheren Jahrhunderten, aber ihre besondere Bedeutung lag in der Tatsache, daß Swami Ji seine Lehre in einfachen, klaren Worten ausdrückte und sie damit in jedermanns Reichweite brachte. Er war der erste in der Linie der Satgurus, die bis zu Maharaj Charan Singh hinführt, der in unserer Zeit den seit Jahrhunderten verschüttet liegenden »Yoga des Klangstromes« neu belebte und damit die alten Yogasysteme überflüssig machte. Er hob hervor, daß jeder seiner Methode ohne jegliche Gefahren folgen kann, daß sie bei einem bestimmten Punkt – dem Dritten Auge – beginnt, wo andere Methoden schon aufhören, und daß das spirituelle Reich, das Ziel jeden Schülers, weit oberhalb Brahman, dem Endziel aller Yogis liegt. Das war die Sendung, die der große Heilige von Agra zu erfüllen hatte. Es wird berichtet, daß er zeit seines Lebens mehr als viertausend Schüler einweihte. Er starb am 15. Juni 1878 im Alter von sechzig Jahren.

Ein Zusammentreffen wie das Swami Jis, eines vollkommenen Meisters im 38. Lebensjahr, mit einem siebzehnjährigen, spirituell begabten Jungen mit solchem Gottvertrauen, solcher Begeisterung und solchem Durchsetzungsvermögen, wie Jaimal Singh es hatte, kommt vielleicht einmal in tausend Jahren vor.

Der Mittagssatsang hatte gerade begonnen, als Jaimal sich meldete. Er beugte sich tief zu Swami Jis Füßen nieder. »Wo kommen Sie her?«, fragte Swami Ji. »Aus dem Punjab«, antwortete er, worauf Swami Ji sagte: »Mein alter Freund ist gekommen!« Jaimal war verblüfft, weil er sich sicher war, Swami Ji noch nie vorher gesehen zu haben.

Er verbrachte einige Tage in Agra, nahm an Satsangs teil und war, nachdem er auf alle Fragen eine befriedigende Antwort erhalten hatte, überzeugt, daß es keinen größeren Meister als Swami Ji gab . . . trotzdem war da etwas, das ihm gegen den Strich ging. Swami Ji war eben kein Sikh, er aber wohl. Wie konnte er jemand, der kein Sikh war, um Einweihung bitten?

Als dann am vierten Tag die anderen nach dem Satsang weggegangen und nur noch Swami Ji und er da waren, fragte ihn sein Guru, ob er noch immer über der Sikh-Frage brüte. Jaimals Augen füllten sich mit Tränen, als er einsah, daß Swami Ji allwissend war. Dieser machte ihm dann klar, daß die Frage Sikh oder nicht Sikh eine bedeutungslose Angelegenheit sei, da Sant Mat keine Unterschiede zwischen Religionsgruppen kenne.

Jaimal wurde eingeweiht und widmete seine ganze Zeit der Meditation. Er machte rasche Fortschritte. Manchmal blieb er tagelang in Trance, ohne zu essen oder zu trinken. Eines Tages, als er im Garten in tiefer Meditation versunken saß, kam Swami Ji herbei, zog seine Aufmerksamkeit nach außen und fragte ihn, ob er nun überzeugt sei, daß der Pfad, den er ihm gewiesen hatte, derselbe sei wie der von Guru Nanak, dem ersten großen Sikh Guru. »Ganz genau derselbe«, sagte Jaimal, »aber obwohl meine Seele in höhere Regionen eingeht, bleibt da noch ein Hindernis.« »Ach, das ist schnell beiseite geschafft«, antwortete Swami Ji, »denn das hast du auch schon im vorigen Leben überwunden, als du mit mir zusammen warst.« »Könnt Ihr das beweisen?« fragte Jaimal. »Wenn du einen Beweis willst«, hörte er ihn daraufhin sagen, »dann schließe die Augen und übe Bhajan«, worauf Swami Ji in seiner Astralgestalt die Seele Jaimals in die dritte Region erhob und dann wieder zurück auf die physische Ebene brachte. Verzückt rief daraufhin der Siebzehnjährige aus: »Mein Lebenswerk ist nun vollbracht! Ihr habt mich durch alle Sphären von Maya geführt. Nun ist es einfach, nach Sachkhand zu gelangen. Sagt mir noch, an welchen Ort ich gehen muß, um mich dort ausschließlich damit zu befassen.« Swami Ji lächelte und sprach: »Wenn du in Zurückgezogenheit leben willst, bist du, was deinen Unterhalt angeht, auf andere angewiesen und damit nicht mehr unabhängig, was deinem Bhajan schaden wird. Es ist besser für dich, dein eigenes Brot zu verdienen.« »Aber ich bin von der Kaste der Bauern«, versuchte Jaimal entgegenzuhalten. »Wenn ich als Bauer arbeite, muß ich heiraten, und dazu habe ich keine Lust.« Swami Jis Antwort war: »Verpflichte dich beim Heer.« So geschah es, daß Jaimal Singh ein Jahr später, 1857, jetzt achtzehnjährig, als einfacher Soldat den Militärdienst im 24. Punjabiregiment antrat, das in Agra stationiert war.

Es wird wohl Erstaunen hervorrufen, daß ein Heiliger, der seinem Schüler gebietet, nicht zu töten und streng vegetarisch zu leben, ihm rät, Soldat zu werden. In einem Brief beantwortet der Meister Sawan Singh diese Frage: »Ein Soldat ist wie das Schwert in der Hand des Kommandeurs. Das Schwert trägt keine Verantwortung. Soldaten haben bei ihrem Tod Kal, der Negativen Macht, keine Rechenschaft über ihre Taten als Befehlsempfänger abzulegen. Was immer man mit Zustimmung des Meisters tut, der Guru ist für die Folgen verantwortlich.«

Als dann einige Jahre später Jaimals Regiment an einen anderen Ort verlegt wurde, bat er Swami Ji, um Entlassung aus dem Militärdienst eingeben zu dürfen, da er nicht von ihm getrennt leben wollte. Swami Ji wies diese Bitte mit der Begründung ab, daß Jaimal ihn jederzeit in seinem Innern finden könne.

Es ist anzunehmen, daß er niemals einen Schuß abgefeuert hat. Zu der Zeit, als sein Regiment im feindlichen nordwestlichen Grenzgebiet lag, verließ er abends seine Stellung, grub sich eine Mulde in die Erde, worin er die ganze Nacht in der Meditation verbrachte, das Gewehr unter die Knie geklemmt. Wenn er frühmorgens aufstand, um sich seinem Regiment anzuschließen, fand er stets einige Pathanen, Feinde also, um sich herumsitzen, die ihm Achtung zollten. Niemand tat ihm etwas zuleide. Untereinander sagten sie: »Er ist ein Fakir, ein heiliger Mann. Wir müssen ihn in Ruhe lassen.«

Nach 32 Jahren Militärdienst wurde Baba Ji 1889 pensioniert. 1891 gründete er die Dera und setzte, von seinem Meister dazu auserkoren, das Werk von Swami Ji zwölf Jahre lang im Punjab fort. Baba Ji weihte 2 400 Seelen ein. Er starb 1903. Acht Monate vor seinem Tod berief er seinen geliebten Schüler Sawan Singh zu seinem Nachfolger.

Der grosse Meister Maharaj Sawan Singh

Obgleich Baba Ji der Gründer war, hat die Dera ihre architektonische Struktur Maharaj[6] Sawan Singh zu verdanken. In den 45 Jahren seines Patronats über diese Kolonie blühte sie auf: Aus ein paar strohgedeckten Hütten wurde ein wohlgefälliges Städtchen mit guten Straßen und prächtigen Gebäuden.

Der »Große Meister« (1858-1948), wie man ihn nannte, wurde in einer wohlhabenden Familie geboren, die einen großen Landwirtschaftsbetrieb in Sirsa (heute Hariyana-Bezirk) besaß. Sein Vater war »Subedhar Major«[7] im britisch-indischen Heer; er hatte damit den höchsten Rang inne, der damals für Inder erreichbar war. Schon in seiner Jugend schien Sawan Singh über große Geistesgaben zu verfügen. Er war nicht nur sehr klug, sondern auch überaus religiös. In Gesellschaft seines Großvaters pflegte er die Sadhus und Heiligen aufzusuchen, die auf der Durchreise in sein Dorf gelangten, und als Zehnjähriger hatte er den Granth Sahib, das heilige Buch der Sikhs, zum erstenmal von A bis Z gelesen. Den Anfang, das Kernstück des Buches, kannte er auswendig. Durch seinen Großvater in Familientradition gut erzogen, kannte man ihn allgemein als einen Jungen mit edlem Charakter, großherzig, gesund, wohlgestaltet, von einnehmendem Äußeren und mit einer Vorliebe für Technik. Nachdem er die Technische Schule in Roorkee besucht hatte, trat er als Berufsoffizier in den Dienst der britisch-indischen Armee, ein Beruf, den er achtundzwanzig Jahre ausübte.

In seiner Jugend hatte er unter guter Anleitung den Vedanta und Patanjalis Yogasystem studiert. Er besaß Geld, Ansehen, Gesundheit, war gut verheiratet und hatte einen Beruf, der ihn mit Freude erfüllte, alles also, was ein Mensch auch nur begehren kann. Und doch fühlte er, daß ihm etwas fehlte, etwas, das ihn wirklich mit Glück erfüllen könnte. In den Murree Hills, wo er einige Jahre stationiert war, bekam er Gelegenheit, viele Sadhus verschiedener Sekten und Religionen kennenzulernen, da Murree auf dem Weg nach Amar Nath liegt, einem bekannten Pilgerort in Kashmir. Stets waren ein paar Sadhus in seinem Haus zu finden. Manchmal blieben sie wochenlang, ja selbst monatelang zu Gast.

Mit einem buddhistischen Bhikshu, einem Mönch, studierte er deren heilige Bücher und die Schriften der Jains. Aber sein Hunger wurde nicht gestillt. Zeit seines Lebens wollte er Gott von Angesicht zu Angesicht sehen. Erlösung nach dem Tod bedeutete ihm nichts. Wenn der Schöpfer der »Vater« ist und menschliche Wesen seine Söhne und Töchter, weshalb sollte es dann nicht möglich sein, Ihn in diesem Leben zu sehen und zu sprechen? Die Bibel studierte er mit einem amerikanischen Missionar. Auch dieser konnte auf seine Fragen keine befriedigende Antwort geben. Von allen Seiten versuchte man, Sawan in die eigenen Anschauungen hineinzuziehen, und lud ihn zur Teilnahme an Riten ein. Die Methode der tibetanischen Lamas, die er traf, genügten ihm ebensowenig. Sie brachten ihn auch nicht weiter als Patanjalis Yoga. Wohin sollte er sich wenden?

Es war während dieser Periode seiner Suche, daß er Baba Ji begegnete. Endlich hatte er gefunden, wonach er so lange gesucht hatte, nämlich den Shabd Yoga, worüber er oft im Granth Sahib und den Schriften anderer Heiliger gelesen hatte, ohne zu wissen, was es bedeutete.

Wie schon früher erwähnt, war er damals sechsunddreißig Jahre alt. Rasch wurde er des Militärdienstes und weltlichen Lebens überdrüssig. Ein ums andere Mal bat er Baba Ji, um Entlassung aus dem Militärdienst eingeben zu dürfen, und immerzu bekam er die Antwort: »Die Zeit ist noch nicht reif. Eines Tages wirst du nach Herzenslust in der Dera wirken können.«

Die Gründe dieser Ablehnung setzte Baba Ji ihm in einem Brief auseinander, der zugleich den Umformungsprozeß wiedergibt, den ein Schüler durchmacht, der durch den Meister zu dessen Nachfolger bestimmt ist.

»Ein vollkommener Meister läßt diesen Schüler in diesem Leben all das schlechte Karma, das er aus früheren Leben angesammelt hat, durchleben. Er löst ihn von seinen Eltern, von Frau und Kindern, von allem, was aus Maya und den fünf Elementen zusammengesetzt ist. Er befreit ihn von seinem weltlichen Verlangen, richtet seine Liebe auf die Strahlengestalt seines Meisters; er reinigt ihn täglich, indem er ihn der Shabd-Melodie lauschen läßt.

Wenn seine Liebe für diesen himmlischen Klang langsam immer stärker wird, geht die Seele nach ihrer vollständigen Reinigung ein in den Shabd Guru, der die wahre Gestalt des Meisters ist. Wenn das Bewußtsein hierüber tief in die Seele eingedrungen ist, verleiht der Meister dem Schüler die Kraft, in seinem Innern mittels der Fünf Shabds Sachkhand zu erreichen, stufenweise von einem Shabd zum nächsten. Danach kann er nach Belieben von Sachkhand in seinen Körper zurückkehren und erneut nach Sachkhand aufsteigen, immer wenn es ihm gefällt.

Um den Schüler in die Lage zu versetzen, sein Karma-Konto auszugleichen, hält ihn der vollkommene Meister auf Abstand. Er trennt ihn von seiner physischen Gestalt, doch niemals vom Klangstrom.«

Baba Jis »Einst wirst du nach Herzenslust in der Dera wirken können« bewahrheitete sich siebzehn Jahre später, als er, sehr zum Leidwesen seiner englischen Vorgesetzten, 1911 im Alter von dreiundfünfzig Jahren vorzeitig in Pension ging. Obwohl Baba Ji ihn vor seinem Tode zu seinem Nachfolger bestimmt hatte, blieb Sawan Singh im Hinblick auf seine Pension noch acht Jahre im Dienst, weil mit seinem Sold teilweise die Baukosten der Dera bestritten wurden.

Aus der Periode von 1894 bis 1903 stammt ein Briefwechsel, den er mit seinem Meister hatte. Lediglich Baba Jis Briefe sind noch vorhanden; sie wurden unter dem Titel *Spiritual Letters* herausgegeben. Dieses Buch ist so fesselnd durch die praktische Weisheit, die darin verkündet wird, und die große Liebe, die Baba Ji seinem oft hilflosen Schüler entgegenbrachte, der einmal der Große Meister werden sollte und dem er immerfort ans Herz legte: »Und vergiß deinen Simran und Bhajan nicht!«

Widerwillig und mit Tränen in den Augen nahm Sawan Singh Ji – wie all seine Nachfolger – das Amt von seinem Meister auf sich, niedergeschmettert durch die große Verantwortung, die auf seine Schultern gelegt wurde, eine Ehre, deren er sich nicht würdig erachtete. Er stellte eine Bedingung. Er würde nicht gleichzeitig für seine Familie und die Dera sorgen können, worauf Baba Ji ihm versprach, die erste Verpflichtung auf sich zu nehmen, selbst wenn er nicht mehr auf Erden weilen würde.

Nach dem Tode Baba Jis weigerte er sich ein Jahr lang, Einweihungen vorzunehmen: »Bei der Einweihung die fünf Namen aufzuzählen, ist sehr einfach. Das kann jeder. Aber den Eingeweihten während ihrer Aufwärtsreise und beim Ausgleichen ihres Karmas beizustehen, ist eine sehr schwierige Aufgabe. Deshalb weihte ich niemand ein. Ich ging nach Agra, um dies mit Chacha Ji, dem jüngeren Bruder Swami Jis, zu besprechen. Die Diskussion dauerte achtundzwanzig Tage! Er bestand darauf, daß ich Einweihungen durchführen sollte; ich weigerte mich, weil ich mich hierzu außerstande sah. Sie müßten schon einen Sadhu schicken, der diese Aufgabe übernehmen kann. Zum Schluß sagte Chacha Ji mit sehr viel Mitgefühl: ›Für wen hältst du mich eigentlich?‹ Ich antwortete: ›Für den jüngeren Bruder von Swami Ji Maharaj, für einen Herzensfreund und . . . ja, eigentlich für Baba Ji höchst persönlich.‹ ›Das schlägt dem Faß den Boden aus‹, sagte Chacha Ji daraufhin, ›wenn du wirklich glaubst, was du da eben gesagt hast, dann hast du auch meine Anweisungen zu befolgen. Du wirst Swami Jis Werk fortsetzen, und Swami Ji nimmt den Schutz jedes einzelnen auf sich.‹ Derartig dazu gezwungen, übernahm ich meine Aufgabe.«

Ein Satguru übergibt nämlich nach der Einweihung die Person an seinen eigenen Guru. Er selber übernimmt keine Verantwortung. Wenn sein Guru der Person nicht helfen kann, hilft ihr des Gurus Guru oder sogar dessen Vorgänger, denn die Meister legen großen Wert auf den guten Ruf ihres Zusammenwirkens. »Während der Anfangszeit, als ich einzuweihen begann«, fügte der Große Meister hinzu, »war ich unruhig, bis ich sah, daß für meine Neueingeweihten gut gesorgt wurde.«

Als damals Maharaj Sawan Singh sein Wirken im Punjab begann, hatte das Stammland der zehn Sikh-Gurus die Sant Mat-Lehre vollkommen vergessen. Der Kernpunkt: »Niemand erlangt endgültige Erlösung ohne die Hilfe eines vollkommenen Meisters« wurde öffentlich angefochten. Götzen-, Bäume- und Flüsseverehrung usw. hatten bei den Analphabeten tiefe Wurzeln geschlagen. Unterdessen waren diejenigen, welche westliche Unterweisung genossen hatten, zu Atheisten und Agnostikern geworden. Religiöse Zwistigkeiten waren an der Tagesordnung; Gottlosigkeit herrschte überall.

Genau wie alle anderen Heiligen stieß der Meister Sawan Singh an allen Ecken und Enden auf Widerstand. Sämtliche Hindusekten bekämpften ihn mit allen Mitteln. Allerlei Gerüchte wurden in bezug auf Sant Mat verbreitet. Es wurde alles unternommen, um ihn und seine Anhänger ins schlechte Licht zu rücken. Als »Menschenanbeter«, als Verehrer von bösen Geistern und Spuk wurden sie in Verruf gebracht. Dessenungeachtet gelang es Sawan Singh Ji, sie zum Zuhören zu bringen. Innerhalb von zwei, drei Jahren war der alte Satsang Ghar zu klein; selbst das prächtige neue Gebäude, für zehntausend Zuhörer vom Großen Meister entworfen, war nicht imstande, die stets größer werdenden Menschenmassen aufzunehmen, so daß Bhandaras – religiöse Feste – im Freien abgehalten wurden, wo Hunderttausende durch farbige Zeltplanen vor Sonne und Regen geschützt wurden.

Das Ergebnis der vielen Satsangs, die Sawan Singh Ji nicht allein im Punjab, sondern in ganz Indien hielt, war, daß bei seinem Tod 125.375 Seelen eingeweiht waren, darunter zahlreiche Menschen aus Europa, Amerika und den übrigen Kontinenten – eine Zahl, die im Vergleich zur Weltbevölkerung sicher nicht groß ist. Man bedenke dabei aber, daß Sant Mat jeglicher Propaganda abhold ist und allein jene Seelen zum Meister hingezogen werden, die ihm zugewiesen sind.

Das Privatleben des Großen Meisters war äußerst einfach. Niemals nahm er auch nur die kleinste Gabe für sich selbst an. Er legte stets besonderen Nachdruck auf die Forderung, daß jeder seinen eigenen Lebensunterhalt zu verdienen hat. »Der Pfad ist bestimmt für die Arbeitsamen, nicht für die Müßiggänger!« Er besaß eine Farm in Sirsa und drei Häuser in den Bergen von Dalhousie, die er zu Lebzeiten an seine Söhne verteilte. Er war weder Sannyasi noch Asket, trug ebensowenig deren ockerfarbenes Gewand, sondern kleidete sich stets in Weiß. Wer ihm begegnete, war beeindruckt von seiner großen majestätischen Gestalt mit dem langen weißen Bart und dem weißen Turban und war vom Charme seiner warmen Persönlichkeit überwältigt; ein Mensch voll Humor, der für jeden da war und zu dem ein jeder kommen konnte. Bis in seine letzten Tage verblüffte er jeden durch sein Ehrfurcht einflößendes Gedächtnis und sein ungeheures Wissen. Er konnte mit wenigen Worten ein Problem durchleuchten und zitierte fehlerfrei aus wissenschaftlichen oder religiösen Werken, von denen gerade die Rede war. Er hatte gute persische Sprachkenntnisse, sprach englisch sowie die verschiedenen Sprachen des Punjab. Er schrieb den *Gurmat Sidhant,* ein Werk, das den Wesenskern von Sant Mat beinhaltet und das, in fünf Bänden ins Englische übersetzt, unter dem Titel *Philosophy of the Masters* herausgegeben wurde.

Beim monatlichen Satsang im Juli 1947 erklärte er, nun 89 Jahre alt, daß sein Auftrag auf Erden vollbracht war. Das war sein letzter Satsang. Zwei Wochen später wurde am 15. August 1947 Indiens Unabhängigkeit ausgerufen und die Teilung zwischen Pakistan und Indien zur Tatsache. Auch der Punjab wurde zweigeteilt. In seinem letzten Satsang riet Maharaj Ji den Hindus und Moslems, Indien nicht zu verlassen. Weshalb sollten sie, die hier die ganze Zeit in zwei Gemeinschaften nebeneinander gelebt hatten, nicht auch weiterhin in Brüderlichkeit miteinander leben können? Wenn Mahatmas schon das Kränken von Gefühlen anderer als Sünde ansahen, wie sollte man dann das Töten eines Menschen nennen? Von nun an hatten Hindus und Moslems nur noch eines im Sinn, sich gegenseitig mit Worten und Taten zu beleidigen. Gott wird nimmermehr den Hindus, Moslems und Sikhs vergeben, die andere zum Plündern und Töten aufrufen.

Am 16. August begann das Abschlachten im Punjab. Mitte 1948 schätzte man, daß fünfeinhalb Millionen Menschen nach oder von Pakistan geflüchtet waren; die Toten schätzte man auf eine Million.

Der Große Meister hütete sechs Monate das Bett. An welcher

Krankheit er litt, braucht man sich nicht zu fragen. Vierzehn Tage vor seinem Tod bestimmte er Sardar Bahadur Jagat Singh testamentarisch zu seinem Nachfolger. Er starb am Morgen des 2. April 1948. Sein Leichnam wurde am Ufer des Beasflusses verbrannt und die Asche ins Wasser gestreut, damit aus seinem Grab kein Wallfahrtsort gemacht würde. Wer einen Guru nötig hat, muß sich an einen lebenden Meister wenden.

Sardar Bahadur Jagat Singh Maharaj

Um einen kurzen Lebensbericht dieses Satguru, des dritten in der Reihe der Radha-Soami-Mystiker zu geben, kann ich nichts Besseres tun, als von der trefflichen Charakterskizze Professor Jag Mohan Lals Gebrauch zu machen, die nach dem Tod des Meisters in der indischen Presse erschien:

»Eine hagere Gestalt mittlerer Größe, aber von Kopf bis Fuß kräftig und elastisch; ein sprühendes Leuchten in seinen Augen und einen humorvollen Zug um den Mund«, das war Sardar Bahadur Jagat Singh, später als Baba Jagat Singh Ji Maharaj bekannt.

Ein echter Karma-Yogi im wahrsten Sinne des Wortes, ließ er sich durch nichts stören, und mit einer beinahe zynischen Gelassenheit bahnte er sich einen Weg durch den Dschungel dieser Welt, indem er sich stets eisern auf Selbstverwirklichung und strikte Erfüllung seiner Mission konzentrierte, die ihm sein Guru Baba Sawan Singh Ji wider seinen Willen aufgegeben hatte.

Einfach in seinen Gewohnheiten, schlicht in seiner Diät und getreu seinen spirituellen Pflichten, legte er stets Nachdruck auf die praktische und menschliche Seite des Lebens, wobei die heiteren Aspekte bei ihm nicht zu kurz kamen.

Er pflegte, seinen Schülern dringend zu raten, »den Körper zu verlassen«, wie er das Zurückziehen des Bewußtseins zum Zentrum hinter den Augen nannte. Dies pries er überdies als Wundermittel gegen alle Übel des Körpers und des Geistes an. In der mystischen Ausdrucksweise ist alles unterhalb der Augen dunkel, unsicher und voller Leid, wohingegen oberhalb der Augen, im Reich Gottes, alles licht und friedlich ist. Wenn jemand um »Daya«, Gottes Gnade bat, pflegte er zu sagen: »Daya kommt von innen, sie ist das Resultat ununterbrochener geistiger Übung.«

Er wurde am 24. Juli 1884 in dem kleinen, kaum bekannten

Dörfchen Nussi bei Jullundur geboren. Nachdem er die Grundschule durchlaufen hatte, kam er in eine Missionsschule in Jullundur; von dort aus ging er zum »Governments College« in Lahore. Er bestand dort seinen »Master of Science«, ein Chemie-Diplom, um später Lektor an der Landwirtschaftlichen Hochschule zu Lyallpore zu werden, wo er schließlich als stellvertretender Rektor in Pension ging. Stets sprach er in lobender Weise über den Charakter seiner Lehrer und über den günstigen Einfluß, den die Ausbildung auf ihn ausgeübt hatte.

Sein Verhalten, als er in Pension ging, ist typisch für seine Persönlichkeit und stimmt mit seinem Leben an der Universität überein: Als die Studenten und Professoren der Universität ein Abschiedsfest zu Ehren dieses unergründlichen Mannes vorbereiteten, für den sie großen Respekt hatten und der ihnen trotzdem so nahestand, daß sie ihn »Guru Ji« nannten, entwich er heimlich durch die Hintertür seines Hauses in Richtung Beas, mit einem groben Baumwolltuch um die Schultern und ein paar Büchern unter dem Arm.

Nach seiner Pensionierung 1943 verbrachte er praktisch all seine Zeit meditierend in seiner Kammer, die er nur verließ, um eine Mahlzeit aus Milch, Früchten und Yoghurt zu sich zu nehmen oder einen Abendspaziergang entlang dem Flußufer zu machen. So sehr nahm er sich die Meditation zu Herzen, daß das Ausführen der Aufträge seines Gurus mehr einer Pflicht als einem Vergnügen gleichkam.

Als Satguru zog er eine große Anzahl Menschen aus Akademikerkreisen an. Da er ein gelehrter und obendrein noch praktizierender Mystiker war, konnte er sowohl deren spirituellen als auch deren intellektuellen Hunger stillen. Genau wie der Große Meister war auch er aus lauter Bescheidenheit und angeborener Demut abgeneigt, Einweihungen vorzunehmen. Auf das Drängen der Anwärter hin, die seine wohlüberlegten und klärenden Satsangs, seine treffende Ausdrucksweise und vor allem sein makelloses Leben bewunderten, tat er es schließlich auf Anraten seiner Brüder im Geiste doch.

Er sprach wenig, war wortkarg, konnte aber manchmal Dinge unverblümt sagen, direkt auf die betreffende Person zugeschnitten, so daß man erschreckt aufschaute. Dann aber hellten sich seine braunen Augen funkelnd wieder auf.

Während der drei Jahre seiner Meisterschaft gewährte er 26.000

Menschen die Einweihung. Am 23. Oktober 1951 gegen drei Uhr früh, als alle Satsangis die Meditation begannen, verschied er ruhig. Am Tage vor seinem Tod rief er den Sekretär der Dera zu sich und diktierte ihm sein Testament, in dem er Sardar Charan Singh zu seinem Nachfolger berief. Nach dem Unterzeichnen des Testamentes sagte er: »Ich bin glücklich, den Schatz, den mein Meister mir anvertraut hat, Ihm zurückgeben zu können.«

Bewegende Augenblicke folgten, als er Anweisungen für seine Leichenverbrennung gab. Es dürfe kein Aufsehen davon gemacht werden; keine teuren Kashmirshawls sollten seine sterblichen Überreste bedecken; auf niemand dürfe gewartet werden. Sein Leichnam sollte innerhalb weniger Stunden verbrannt und die Asche in den Fluß gestreut werden. Am folgenden Tag dürfe keine Zeremonie stattfinden, weil sonst die Satsangis ein zweites Mal die drei Kilometer zum Fluß zurücklegen müßten . . .

Dann schlief er ein und begab sich einige Stunden in höhere Regionen, zu denen er sich anschickte, für immer zu gehen. Am frühen Morgen wurde er kurz wach und klopfte mit seiner Hand gegen das Fenster bei seinem Bett zum Zeichen, daß er auf ewig Abschied nahm.

Merkwürdige Begebenheiten spielten sich in den letzten Tagen vor seinem Tod ab. Am Morgen des 21. Oktober, zwei Tage vor seinem Heimgang, rief er Harbans Singh, den jüngsten Sohn des großen Meisters und Vater von Charan Singh Ji zu sich. Er sagte: »Es geht mir gut. Geh' ruhig auf deine Farm in Sirsa. Sie haben dich dort nötig.« Noch bevor Harbans Singh aus der Tür war, fügte er hinzu: »Sage Charan, daß er sich keine Sorgen um mich zu machen braucht . . . Und was der Große Meister über seine Ernennung zum Richter sagte, tat er zu seinem Besten. Charan wird sehen, was er mit ihm vorhat und was er tun soll.« Harbans Singh machte sich sofort auf nach Sirsa – eine acht- bis zehnstündige Autofahrt.

Am selben Abend rief er Sham Kaur, die Mutter von Charan Singh, zu sich. »Es geht mir gut«, sagte er, »geh' nach Moga.« Dort war ihr Elternhaus.

Die Mutter machte sich am folgenden Tag, dem 22. Oktober, auf den Weg. Der Sekretär Sardar Bahadurs war überzeugt, daß er die Eltern, die sicher Beschwerde über die Ernennung ihres Sohnes zum Meister einlegen würden, absichtlich wegschickte. Auch sorgte er dafür, daß Charan Singh ihn nicht mehr lebend antreffen würde. Wenn das doch geschehen wäre, hätte er, wie sein Großvater es auch tat, die Meisterwürde glattweg verweigert und wäre aus der Dera geflüchtet.

Am selben Tag, dem 22. Oktober, nach dem Unterzeichnen des Testaments, wurde ein Telegramm an Charan Singh geschickt, der sich auf der Farm in Sirsa aufhielt. Es lautete: »Komm in die Dera.« Er empfing es nachmittags um vier Uhr. Er wunderte sich, daß die Botschaft ihm allein galt. Vater und Sohn machten sich eine halbe Stunde später auf die lange Reise vom Süden des Punjab in die Dera. Unterwegs hatten sie mit etlichen Schwierigkeiten zu kämpfen. Zuerst mußten sie einen großen Umweg machen, weil die Straßen überschwemmt waren, danach hatten sie eine Autopanne. Es dauerte Stunden, bis der Wagen repariert war. Unterdessen war es etwa drei Uhr am nächsten Morgen geworden; sie hatten noch nicht die Hälfte des Weges zurückgelegt. Während Charan am Steuer saß, sah er plötzlich ein großes Licht, das ihn blendete. Er konnte den Wagen nicht mehr in der Gewalt halten, schleuderte über die Fahrbahn und brachte ihn mit Mühe an der Böschung zum Stehen. Kein Gegenfahrzeug war vorbeigekommen. Er ließ den Kopf aufs Steuer sinken. »Was ist los?«, fragte der Vater. Er antwortete nicht. Einige Zeit später sagte er: »Ich bin nicht imstande weiterzufahren.« Harbans Singh übernahm das Steuer, während sein Sohn mit geschlossenen Augen neben ihm saß. So fuhren sie schweigend weiter, bis Charan zum Schluß sagte: »Maharaj Ji ist gestorben, ich sah Ihn in einem blendend-grellen Licht.«

Einige Stunden später erreichten sie Moga und waren sehr überrascht, dort Mutter Sham Kaur zu finden. Diese bezweifelte die Botschaft, die ihrem Sohn zuteil geworden sein sollte. »Maharaj Ji hat mir doch selbst gesagt, daß es ihm gut gehe, und schickte mich nach Moga.« Nach einem kurzen Frühstück setzten sie nun ihre Fahrt zu dritt fort.

Die Dera schien ausgestorben, als sie hineinfuhren. Niemand war zu sehen. Drückende Stille hing über der sonst so lebhaften Kolonie. Harbans Singh war nun überzeugt, daß der Meister wirklich gestorben war. Bei seinem Haus fanden sie nur eine alte Frau, Bibi Ralli, die Charan Singh großgezogen hatte. Sie bestätigte den Tod Maharaj Jis. Man war mit der Leichenverbrennung beschäftigt. »Warum diese Eile?«, fragte die Mutter. »Sie hätten doch wenigstens auf uns warten können!«, worauf Bibi Ralli antwortete, daß Maharaj Ji ausdrücklich befohlen hatte, ihn innerhalb weniger Stunden zu verbrennen. Es durfte auf niemand gewartet werden!

Sehr ergriffen, die Augen voller Tränen, begab sich Charan Singh mit seinen Eltern zum Flußufer; von dort stiegen noch Reste des Rauches auf. Unterwegs trafen sie eine Gruppe Menschen, darunter auch die kleine Enkelin Maharaj Jis; die deutete auf den Mann, der vorbeiging, und sagte: »Das ist der Nachfolger von Opa.« Es drang nicht bis zu ihm durch. Am Verbrennungsplatz angekommen, wo Tausende von Menschen zusammengeströmt waren, sagte jemand mit lauter Stimme: »Hier kommt der Mann, den Maharaj Ji zu seinem Nachfolger bestimmt hat«, worauf alle sich tief vor ihm verbeugten. Jetzt erst wurde er sich der Tatsache seiner Ernennung bewußt. Er war derart erschüttert, daß ihm die Tränen über das Gesicht strömten. Sofort kehrte er in die Dera zurück. Seine Beine konnten ihn kaum tragen. Nur schwer erreichte er sein Haus und schloß die Tür hinter sich zu.

Ein alter Freund, ein pensionierter Richter, einst Sekretär seines Großvaters, suchte ihn später auf. In diesem Gespräch zitierte Charan Singh Ji folgende Zeilen von Iqbal, einem Moslemdichter und Mystiker:

»Mein gehorsames Dienen möchte ich nicht
um der Göttlichkeit Glanz eintauschen.
Gibt es einen größeren Segen auf der Welt,
als durch Liebesglut verzehrt zu werden?«

»Ich bin nicht dichterisch veranlagt«, sagte der alte Freund, »und die Bedeutung entzieht sich meiner Kenntnis«, worauf Charan Singh Ji sprach: »Verehrter Richter, sich einem Meister zu unterwerfen, ist ein größerer Segen, als selbst Meister zu sein. Welch ein unschätzbares Vorrecht ist es doch, ein sorgloses Leben der Hingabe führen zu können, während der göttliche Glanz einer Meisterschaft eine schwere Verantwortung auf die Schultern bürdet. Wenn Sardar Bahadur oder Huzur Maharaj Ji – der große Meister – mir die Wahl gelassen hätten, hätte ich diese Ernennung bestimmt verweigert. Mein Meister war wirklich ein großer und barmherziger Mensch. Hätte es an mir gelegen, ich wäre mein Leben lang sein Ihm in Demut Ergebener geblieben.«

Um besser verstehen zu können, welch einen Schock der Tod von Sardar Bahadur mit den sich daraus ergebenden Konsequenzen für ihn und die Seinen bedeutete, müssen wir uns folgendes vergegenwärtigen: Nach seiner Studienzeit hatte er sich 1942 eine blühende

Rechtsanwaltspraxis in Sirsa aufgebaut. Er war so beliebt in allen Gesellschaftsklassen, daß er schon 1945 durch die politischen Parteien als gemeinsamer Kandidat für die Provinzstaaten aufgestellt wurde, eine Kandidatur, die der Große Meister, um sein Urteil gebeten, unumwunden mit den Worten ablehnte, daß »Wahlen und Politik nicht zur Aufgabe seines Enkels gehörten. Baba Ji habe ihn für etwas anderes vorgesehen.« Im September 1947 beschloß die Justizbehörde, ihn zum Richter zu berufen, worüber er selbst, seine Familie und Freunde sehr froh waren. Er wollte jedoch ohne die Zustimmung seines Großvaters keine Entscheidung treffen. Dieser wurde schwer krank. Als er sich etwas besser fühlte, baten einige prominente Satsangis ihn dringend, seine Zustimmung zur Ernennung seines Enkels zu geben, worauf er antwortete: »Nein, das ist keine Tätigkeit für ihn«, und zu seinem Enkel gewandt: »Welchen Sinn hat es, Richter zu werden? Was ist ein Richter? Warte mal ab, was Baba Ji mit dir vorhat!« Darauf bezogen sich auch Sardar Bahadurs Worte an Harbans Singh: »Und was der Große Meister über seine Berufung zum Richter sagte, geschah zu seinem Besten.«

Seit seiner Studienzeit hatte sich Charan Singh daran gewöhnt, sich nicht von Einfällen, Ideen und Wünschen einnehmen zu lassen. Kam ein Wunsch in ihm auf und dieser erfüllte sich, freute er sich darüber, wenn nicht, dann eben nicht. Alltagssorgen nahm er sich nicht zu Herzen. Seine Freunde waren immer verblüfft, wie leicht er Enttäuschungen überwand. So betrachtete er nun auch den Beschluß seines Großvaters als das letzte Wort in dieser Sache, dachte nicht weiter darüber nach, so als ob ihm die Idee, Politiker oder Richter zu werden, niemals gekommen wäre. Seinen Freunden hingegen bereitete der Beschluß Verdruß, weil sie ihn für eine Fehlentscheidung hielten. Kurze Zeit, nachdem Charan Singhs Berufung zum Richter durch seinen Großvater verworfen worden war, legte er seinem Enkel nahe, die Rechtsanwaltspraxis aufzugeben, um seinem Vater, dessen Gesundheit sehr zu wünschen übrig ließ, auf der Farm zu helfen. Gehorsam fügte sich Charan Singh seinem Willen, doch erst nachdem er von Oktober 1947 bis zum Tode des Großen Meisters am 2. April 1948 seinen Großvater gepflegt hatte. Danach ging er nach Sirsa, um seinem Vater beizustehen. Nach kurzer Zeit übernahm er dessen Arbeit völlig und leitete sowohl den Landwirtschaftsbetrieb als auch die Zuckerfabrik mit großem Geschick.

Sein Leben hatte in wenigen Jahren eine große Kursänderung

erfahren, wobei anzuzweifeln ist, ob seine Familie darüber sehr glücklich war. Die ehrenvolle Berufung seitens der Regierung wurde abgewiesen, vom Rechtsanwalt war er zum Farmer geworden. Nachdem er dreieinhalb Jahre erfolgreich die Farm verwaltet hatte, wurde er erneut aus seiner Umgebung gerissen und vor die schwere Aufgabe gestellt, die sein Großvater ihm schon lange zugedacht hatte. Er war vierunddreißig, seine Frau vierundzwanzig Jahre alt. Sie hatten drei kleine Kinder, wovon das jüngste sechs Monate alt war. Von einem Familienleben konnte fortan kaum die Rede mehr sein.

Dreizehn Tage nach dem Heimgang von Sardar Bahadur fand eine Gedenkfeier ihm zu Ehren statt, bei der Charan Singh Ji folgende Worte sprach, die als seine Antrittsrede betrachtet werden können: »Liebe Brüder,

Meine große Liebe für Hazur Maharaj Ji, der Auftrag Sardar Bahadur Jis und meine Zuneigung zum Sangat zwingen mich, dem Wunsch Sardar Bahadur Jis nachzukommen, dem Sangat und der Dera zu dienen. Wenn ich mich selbst und meine Unzulänglichkeiten betrachte, bin ich sehr bestürzt und nicht imstande zu beurteilen, ob ich fähig bin, diese drückenden Pflichten auf mich zu nehmen. Dieser Kampf war es, der mich bislang daran gehindert hat, mich dem Sangat zu zeigen, was man mir verzeihen möge. Ich möchte jedoch dem Sangat ganz offen sagen, daß ich keinerlei Ansprüche auf irgendwelche spirituellen Errungenschaften mache, ja vielleicht fehlen mir sogar Charaktereigenschaften, die ein guter Satsangi besitzen sollte.

Ich hatte das große Vorrecht, während seiner letzten Krankheit bei Hazur Maharaj Ji zu sein. Aber dies war mir im Falle Sardar Bahadurs nicht vergönnt. Tatsächlich hatte ich nicht einmal das Glück, seinen letzten Darshan zu empfangen, da ich die Dera erst erreichte, als sein Leichnam schon den Flammen übergeben war.

Ich erhielt seine Anweisungen durch jene, die das Vorrecht hatten, während seiner letzten Krankheit um ihn zu sein, und mir bleibt keine Wahl, als seinen Anweisungen, der Dera und dem Sangat zu dienen, zu gehorchen. An den Sangat richte ich inständig die dringende Bitte, mich als jüngeren Bruder zu betrachten und mir so im Dienst für den Sangat und diese große Einrichtung zu helfen, denn wenn er mich für etwas Besseres hält, würde das heißen, daß er mich nicht unterstützen und nicht mit mir zusammenarbeiten will, wodurch er mir großes Unrecht antun würde.

Der Heimgang Sardar Bahadur Maharaj Jis war für uns alle ein großer Schock. Wir hatten uns noch nicht von dem schweren Verlust erholt, der durch Hazur Maharaj Jis Tod vor drei Jahren verursacht wurde, als Sardar Bahadur auch von uns ging. Menschen solcher Würde und Größe kommen nur selten in diese Welt. Nur eine große Seele kann ein solch makelloses, sauberes Leben führen, frei von allen selbstsüchtigen Motiven. Wir sollten nicht entmutigt werden und uns in dieser unglücklichen Stunde nicht hilflos fühlen, sondern versuchen, mit Zuversicht und Entschlossenheit den Surat-Shabd-Weg zu gehen, den Maharaj Ji und Sardar Bahadur Ji uns lehrten. Hazur Maharaj Ji pflegte zu sagen, daß er im Geiste bei jedem von uns ist. Diese Versicherung gilt für uns alle, nicht nur für mich. Die Pflichten, die er verschiedenen Personen auferlegte, sollten von ihnen gewissenhaft erfüllt werden.

Ich möchte meine tiefempfundene Dankbarkeit gegenüber all denen ausdrücken, die heute von nah und fern hierher gekommen sind, um ihm ihre letzte Huldigung zu seinem Gedenken darzubringen.«

Danach wurde ihm als Zeichen seiner Inthronisation der seidene Turban gereicht, der von Swami Ji zu Baba Ji, von diesem zu Sawan Singh, dann zu Sardar Bahadur und nun zu ihm ging.

»Ich betrachte mich dieses Turbans nicht würdig, der die Häupter solch großer Heiliger geziert hat. Nur mein Vertrauen zu Hazur Maharaj Ji und mein Glaube an ihn sowie die Liebe zum Sangat zwingen mich, diese Verantwortung auf mich zu nehmen. Aber von nun an gehört dieser Körper nicht mehr mir, er ist dem Dienst am Sangat geweiht. Deshalb ist es gleichgültig, ob der Kopf mit einem seidenen oder grobgewebten Stück Stoff bedeckt ist.«

Mit diesen Worten wand er sich unter dem Jubel der Tausende, die ihn umringten, den Turban um den Kopf.

Seine erste Handlung als Meister bestand darin, daß er – gegen den ausdrücklichen Wunsch beinahe all seiner älteren Berater – das Eigentum der Dera, wovon er der gesetzliche Eigentümer war, einer Gesellschaft übertrug, deren Verwalter er bestimmte. Man führte an, daß es einem Satguru freistand, nach eigenem Gutdünken über das Vermögen des Sangats zu verfügen, worauf er mit Humor erwiderte, daß, wenn er schon diese Freiheit habe, er dann auch ein Komitee aufstellen könne, das die Verwaltung der Dera übernimmt, so daß er sich in erster Linie den geistigen Belangen des Sangats widmen könne.

Es gibt drei Arten vollkommener Meister: Zur ersten Sparte gehören jene, die direkt von Gott kommen und vollständig auf ihre Aufgabe ausgerichtet auf die Erde gesandt werden, um die ihnen zugewiesenen Seelen nach Hause zu bringen. Sie sind frei von Karma. In gewissem Sinn haben sie wohl welches, da kein Mensch ohne Karma in dieser Welt bestehen kann. Um hier geboren zu werden, müssen sie Eltern und manchmal auch Geschwister haben – jeder Schritt ist Karma –, aber an dieses Karma sind sie nicht gefesselt. Sie können sich jeden Augenblick davon freimachen. Die ihnen eigene Art wird schon in frühester Jugend deutlich erkennbar. Sie sind wie eine Kerze, die schon gezogen ist. Das Wachs ist fertig, der Docht ist fertig, sie muß nur noch durch einen Guru angezündet werden, der die Flamme daranhält.

Die zweite Sparte sind jene, die zwar in vorherigen Leben spirituell fortgeschritten waren, nun aber jahrelang unter der Führung eines Meisters hart arbeiten müssen, um sich ihres Karmas zu entledigen und auf diese Weise schließlich den Gipfel zu erreichen.

Und die dritte Sparte? Man stelle sich vor, daß einem Millionär auf der Straße ein armer Junge oder ein Mädchen begegnet, das ihm besonders gefällt. Das Kind ist verwahrlost, besitzt einige weniger gute Eigenschaften, aber es hat ein gewisses »Etwas«. Sein Schicksal geht dem Millionär zu Herzen, und er hinterläßt ihm sein Vermögen. Ebenso kann ein Meister jeden Menschen erwählen, den er mit seinem Reichtum dermaßen von seinem Makel säubert, daß dieser nicht länger an sein Karma versklavt ist und letztlich seinem Meister gleich wird.

Aus indischen Lebensbeschreibungen der Heiligen sind mehrere Fälle bekannt, wo die Stelle des Kindes von einem berüchtigten Verbrecher oder Mörder eingenommen wurde, dessen Leben durch den Kontakt mit einem Heiligen eine völlig andere Wendung nahm[8]. So, wie die beiden Pole eines Stabmagneten eine Einheit bilden, sind tiefer Haß und herzzerreißende Liebe die extremen Ausdrücke ein und derselben starken Persönlichkeit.

Maharaj Charan Singh Ji

Maharaj Charan Singh wurde am 12. Dezember 1916 im Hause seines Großvaters mütterlicherseits in Moga, Firozpur-Distrikt, geboren. Er ist das älteste von sieben Kindern – drei Jungen und vier Mädchen – aus der Ehe von Harbans Singh, des Großen Meisters jüngstem Sohn, mit Sham Kaur.

Von frühester Jugend an war er der Augapfel seines Großvaters, der ihn, als er fünf oder sechs Jahre alt war, in die Dera bringen ließ, wo er in der reinen, anregenden Atmosphäre aufwuchs, die Hazur Maharaj Ji umgab, den Charan nie als seinen Großvater ansah, sondern stets als einen Heiligen verehrte, einen Menschen, für den er alles zu tun bereit war und gegen den er sich nie auflehnte. Einige Tage nach seiner Ankunft verband ihn Maharaj Ji mit dem Klangstrom und ließ bereits so früh in ihm den Shabd erklingen. Er trug ihm auf, täglich einige Zeit zu meditieren. Charan war ein ruhiger, intelligenter Junge, nach innen gekehrt und gutgelaunt. Er ging auf die Grundschule, anderthalb Kilometer von der Dera entfernt gelegen. Er legte die Entfernung immer zu Fuß zurück. Nach dem Unterricht kam er ins Haus seines Großvaters zurück, nahm gern am Satsang teil und wollte vor allem jedem behilflich sein.

So kam er eines Tages, kaum sechs Jahre alt, mit ein paar Freunden zu seinem Großvater und sagte bescheiden: »Maharaj Ji, wir wollen auch Sewa leisten (diesen oder jenen Dienst verrichten). Sagt uns doch, was wir tun können.« Maharaj Ji war von dieser Bitte sehr angetan und antwortete lachend: »Ich werde dir eine Arbeit geben, die niemand sonst tun kann.« Er ließ daraufhin ein wenig Naschwerk bringen, teilte es den Kindern aus und sagte: »Da streunen so viele verwilderte Hunde durch die Dera, die uns viele Unannehmlichkeiten bereiten. Sorge doch mal dafür, daß kein einziger mehr zu finden ist.« Die andern Jungen liefen lachend mit ihren Süßigkeiten nach draußen. Charan aber blieb, verbeugte sich tief vor dem Meister und sagte: »Ohne einen Stock sind die Hunde nicht wegzukriegen. Wäre es eine große Sünde, wenn wir sie schlagen würden?« Maharaj Ji nahm ihn in die Arme und versicherte ihm, daß er keine Sünde begehen würde, wenn er dem Sangat diesen Dienst erwiese.

Jeder glaubte, daß die Jungen wenig Erfolg haben würden und es nur ein Scherz von Maharaj Ji war. Am folgenden Tag jedoch war kein Hund mehr in der Dera zu sehen. Charan schien schon damals Organisationstalent zu besitzen. Und wie löste er das Problem? An jedem Eingang der Dera stellte er zwei Jungen auf und ließ nur das große Portal an der Westseite offen. Die übrigen trieben die Hunde zusammen, umzingelten sie und jagten sie durchs Portal hinaus. Er schloß das Gitter und hielt mit zwei Freunden dort Wache.

»Ich habe lange darüber nachgedacht«, sagte der Sekretär der Dera, »aber auf diese Idee bin ich nie gekommen!«

Der nächste Sewa, den Charan übernahm, als er etwas älter war, bestand im Aufpassen auf die Schuhe des Sangats, eine Aufgabe, die er über lange Zeit hinweg versah. In jenen Tagen zogen Tausende ihr Schuhwerk aus, bevor sie den Satsang-Platz betraten, um sie draußen unbeaufsichtigt stehen zu lassen. Im Gedränge nach dem Satsang verloren sich regelmäßig eine große Anzahl Schuhe, und eine allgemeine Suche nach Schuhen und Sandalen setzte ein. Charan organisierte einen Trupp Jungen, die Nummern ausgaben, die deren Inhaber später gegen ihre Schuhe eintauschten. Er ließ numerierte Fächer für die Aufbewahrung machen, eine Männer- und eine Frauenabteilung.

Als er klein war, sorgte Bibi Ralli für ihn. Er nannte sie »Buwa«, Tante, Vaters Schwester. Seit der Zeit hieß sie im ganzen Sangat so. Buwa wunderte sich darüber, daß Charan so duldsam war. Wenn ihm ein anderes Kind etwas wegnahm, sagte er nichts. Er verlangte es noch nicht einmal zurück! Diese seine Eigenschaft nutzten die anderen Kinder weidlich aus. Federhalter, Bleistifte, Hefte, sogar Kleidungsstücke verschwanden auf diese Weise. Einmal, als er älter war, sogar eine Kamera, die er gern hatte. Nicht nur, daß er darüber kein Wort verlor – er wurde nicht einmal ärgerlich. Es hatte den Anschein, als ob ihm nichts an ihr lag.

Er wird so ungefähr zehn gewesen sein, als er eines Mittags in die Stube seines Großvaters lief. Plötzlich kniete er sich nieder, beugte seinen Kopf und umfaßte fest Maharaj Jis Füße. Dieser klopfte ihm auf die Schulter und sagte: »Ich bin sehr zufrieden mit dir, mein Junge. Sag' mir, was ich für dich tun kann.« Er antwortete, er habe nichts nötig. Maharaj Ji wiederholte seine Frage und fügte hinzu: »Ich will dir alles geben, worum du mich bittest.« Charan gab die gleiche Antwort, worauf Maharaj Ji zum dritten mal die Frage stellte. Dann sagte er ganz leise und höflich: »Ich will nur Euch.« Gerührt hob Maharaj Ji sein Kinn hoch, schaute ihn an und sagte schmunzelnd: »Mich sollst du haben, mein Sohn.«

Nachdem er die Grundschule durchlaufen hatte, wurde er an der weiterführenden Schule in Baba Bakala angemeldet, die etwa fünf Kilometer von der Dera entfernt und in der damaligen Zeit nur querfeldein zu erreichen war.

Einmal kaufte Buwaji ein Paar neue Schuhe für ihn und ließ ihn sie anziehen, bevor er zur Schule ging. Wie immer, ging er zu Fuß nach Baba Bakala und kam spät am Nachmittag heim, nachdem er mit Freunden Fußball gespielt hatte. Nachdem er einen halben Kilometer in den neuen Schuhen zurückgelegt hatte, begannen sie, ihn zu drücken. Sie waren zu klein. Er zog sie aus, versteckte sie im Gebüsch und setzte seinen Weg barfuß fort. Als er mittags zurückkam, holte er sie wieder aus dem Versteck, zog sie an und kehrte zurück in die Dera. Das tat er jeden Tag. Um diese Zeit ging Maharaj Ji jeden Mittag außerhalb der Dera spazieren. An besagtem Tag spazierte er in Richtung Schule. Als er Charan kommen sah, bemerkte er, daß der Junge keine Schuhe anhatte. »Was hast du damit gemacht?« fragte er. Charan machte eine tiefe Verbeugung und sagte, er habe sie im Gebüsch versteckt, weil sie ihn drückten. »Aber warum hast du denn nichts gesagt?« Er gab keine Antwort, er nahm alles hin, wie es sich ergab; er dachte nicht daran, sich zu beschweren. Bibi Ralli kaufte ihm ein neues Paar.

Als Maharaj Ji auf seine Farm in Sirsa ging, nahm er ihn mit. Auch die großen Ferien verbrachte Charan öfters bei ihm. In einem der heißen Sommer, als die Temperaturen in der Ebene des Punjab bis auf 49°C kletterten, begab sich der Große Meister in die Gebirgsgegend bei Dalhousie, wo er ein paar Bungalows besaß. Er hatte strenge Anweisung gegeben, daß ihm niemand folgen dürfe. Die Büros der Dera, wo die Hitze unerträglich war, wurden geschlossen, und Maharaj Jis Sekretär Daryai Lal beschloß, zusammen mit seinem Freund, Professor Jagmohan Lal, ebenfalls einen Erholungsort in den Bergen aufzusuchen. Wohin anders als zum Großen Meister?! Aber da war doch das Verbot! Wie konnte man sich daran vorbeimogeln? »Gut«, sagte ersterer, »wir gehen ja nicht dem Meister nach, wir entrinnen nur eben mal der Hitze! Simla, Mussourie und Kashmir sind sooo weit weg und sooo schrecklich teuer! Es kann doch jeder nach Dalhousie gehen?! Wir suchen ihn nicht auf, wir halten uns verborgen, und damit ist dem Verbot Genüge getan.« Das Gewissen des Professors schwieg nur allzugern zu diesem schlagenden Argument.

Sie nahmen eine billige Herberge in Dalhousie, nicht weit weg vom Bungalow des Großen Meisters, und machten einen Abendspaziergang, just um die Zeit, in der er es auch zu tun pflegte, mit dem Ergebnis, daß sie ihm »zufällig« begegneten und von ihm eingeladen wurden, ihren Einzug in einem der anderen Bungalows zu halten.

Zwei Wochen später wurde Maharaj Ji schwer krank. Er hatte eine große Anzahl Nepalesen und Gebirgsbewohner der Umgebung eingeweiht, die ihr Leben lang Ziegen geopfert und gegessen hatten. Nach einer Einweihung fühlte er sich gewöhnlich leicht angegriffen, aber diesmal war er so krank, daß man um sein Leben bangte. Trotz allem blieb er die ganze Zeit heiter und jovial.

Eines Tages, als er auf dem Weg der Besserung war und mit seinen beiden Freunden auf dem Rasen vor seinem Bungalow saß, machte er Späße über sein Hinscheiden. »Oh, ihr braucht keine Angst zu haben«, sagte er, »ich werde doch allzeit bei euch sein!« »Ja«, dachte der Professor, »ohne Zweifel wird er bei uns sein, aber wir nicht bei ihm!«, und fragte im Verlauf des Gesprächs: »Na gut, Maharaj Ji, wollt Ihr uns erzählen, in wessen Hände Ihr uns zurücklaßt, wer wohl Euer Nachfolger wird?« »Nein, das kann nicht preisgegeben werden. Alles zu seiner Zeit«, antwortete er. Als der Professor doch weiter drängte, weigerte sich Maharaj Ji entschlossen, den Namen seines Nachfolgers zu nennen, da es unmöglich wäre, dies geheimzuhalten. »Aber«, sagte er, »mein Nachfolger wird mit einer Kraft und Fülle von Gnade kommen, zehnmal so groß wie meine. Die Dera und der Sangat werden immer größer werden, eure Liebe und euer Vertrauen werden zunehmen und größere Gnade wird euch zufallen.« Genau im selben Augenblick kam Charan um die Ecke des Bungalows, ein Köfferchen in der Hand. Es schien, als ob der Meister sich nicht länger zurückhalten konnte. »Da kommt er«, flüsterte er mehr zu sich selbst als zu uns.

Der Junge verbeugte sich tief vor dem Großen Meister, der beide Hände liebevoll auf seinen Kopf legte.

»Du hast doch schon seit zwei Wochen Ferien, oder nicht?« erkundigte er sich. »Wo bist du die ganze Zeit gewesen?«

»Ich ging für ein paar Tage nach Sirsa«, antwortete Charan sehr schüchtern.

»Wie geht's dort allen?«

»Bestens, Sir.«

»Du wirst müde sein. Ruh' dich etwas aus. Wo willst du schlafen? Bei mir oder beim Professor? Ach, ich weiß, daß du den Professor vorziehst.«

Als er weg war, sagte der Professor: »Was ich gehört habe, beruhigt mich. Er, der Eure Aufgabe übernehmen wird, ist noch so jung, daß wir hoffen können, uns noch viele Jahre der Gnade Eurer Gegenwart erfreuen zu dürfen.«

»Es wäre besser, sich nicht allzusehr darauf zu verlassen. Wartet mal ab«, sagte er mit einem Lächeln und ging ins Haus.

1933 erhielt Charan das Abgangszeugnis der weiterführenden Schule in Baba Bakala und ließ sich daraufhin am Randhir College in Kapurthala für ein Jahr »intermediate« einschreiben, eine Art Übergangsweg zur Universität, wo er bei dem ihm wohlbekannten Professor Jagmohan Lal studierte. Im gleichen Jahr weihte ihn der Meister Sawan Singh nun endgültig in die »Fünf Shabds« ein, nachdem er ihn im Alter von sechs Jahren schon mit dem Klangstrom verbunden hatte. Obgleich er niemals etwas über seine geistigen Übungen verlauten ließ, vollzog er sie ständig. »Bis ich in die Dera kommen mußte« (als Meister, 1951), sagte er später, »habe ich niemals ein Buch über Sant Mat gelesen. Ich hatte es auch nicht nötig. Ich saß an der Quelle. In Wort und Tat war Maharaj Ji Sant Mat in Person.«

Obgleich Charan der Meditation viel Zeit widmete, blieb noch genügend Gelegenheit für Sport übrig, den er sehr liebte. Er spielte gut Fußball, Hockey und Tennis. »Ich war ein echter Playboy«, sagte er einmal lachend. Bei seinen Freunden war er wegen seiner Verträglichkeit sehr beliebt, weil er viel Humor besaß und recht witzige und treffende Bemerkungen machen konnte. Er hatte einen praktischen Blick für die Dinge, selbst in geistigen Angelegenheiten, was auch ein Grund dafür war, daß der Große Meister sich oft nach seiner Ansicht erkundigte. Und wie oft hört man ihn jetzt auch sagen: »Das hier ist eine Welt des Gebens und Nehmens. Denkt praktisch!«

Jeden Sonntag kam Charan aus dem 32 km entfernten Kapurthala in die Dera, wo immer schon sein »zu Hause« gewesen war – nicht um auszuruhen, sondern um im »Langar«, einem ausgedehnten Küchenkomplex, zu helfen. Er schleppte schwere Säcke mit Weizen, Mehl und Erbsen von einem Platz zum andern, holte Wasser und bediente die armen Leute, die kostenlose Verpflegung bekamen. Er fiel unter den anderen Sewadaren (Bediensteten) nicht auf, so daß man in ihm kein Familienmitglied des Satguru vermutete und ein neuer Sewadar ihm wohl einmal barsche Befehle gab, die er ohne weiteres ausführte.

Nachdem er das Abschlußexamen in Kapurthala bestanden hatte, studierte er am Gordon College in Rawalpindi, wo er seinen B. A. (Bachelor of Arts) erwarb, und danach an der Universität Lahore – genau wie Rawalpindi jetzt in Pakistan – den Grad der Rechtswissenschaften. Danach eröffnete er, inzwischen 26 Jahre alt, eine Anwaltspraxis in Sirsa. Alles, was er verdiente, stellte er seinem

Guru zur Verfügung. Dieser gab ihm nach Gutdünken einen bestimmten Betrag, ordnete einen Teil der Dera zu, den Rest nahm er für ihn in Verwahrung.

Zwei Jahre später, am 25. November 1944, verheiratete der Große Meister seinen Enkel mit Harjit Kaur, der Tochter von Rao Bahadur Singh, einem prominenten Bürger aus Pisawa. Der Bräutigam war 28, die junge Braut 17 Jahre alt. Harbans Singh, Charans Vater, wurde in dieser Angelegenheit nicht zu Rate gezogen, doch stimmte er sofort zu in vollstem Vertrauen, daß alles, was der Satguru beschließt, im Interesse der ganzen Familie sei. Als Charan Singh 1951 zum Meister berufen wurde, betrachtete ihn Rao Sahib nicht mehr als seinen Schwiegersohn, sondern erkannte ihn sofort als Satguru an. Seine Tochter Harjit nannte er fortan nicht mehr mit Namen. Er begrüßte sie von nun an mit gefalteten Händen. Charans zweiter Bruder, Purushottama Singh Ji, abgekürzt »Shoti« – der jüngste war schon früher gestorben –, diente als Hauptmann in der Armee. Als sein Bruder die verantwortungsvolle Aufgabe als Satguru auf sich nahm, gab er seine vielversprechende Offizierslaufbahn auf und gab vorzeitig um Entlassung ein, um die Leitung der Farm in Sirsa zu übernehmen, der er seitdem erfolgreich vorsteht.

Begegnung mit dem Meister

In dem Ozean, der ich bin, gibt es weder Ich noch Ozean. Kein anderer Mensch kennt das Geheimnis als der, der genauso ist.

Farid-ud-Din-Attar[9]

Heute nacht ist Maharaj Ji nach Hause gekommen! Heute nacht ist Maharaj Ji nach Hause gekommen!

Durch die umliegenden Dörfer ging die Nachricht von Haus zu Haus. Anderntags strömten die Menschen, zehnmal mehr als sonst, in die Dera hinein, um am Morgensatsang teilzunehmen, der an der Ostseite des roten Satsanghar mit den sieben weißgekuppelten Minaretten stattfinden sollte. Matten waren auf der Erde ausgebreitet und für die Ausländer niedrige Klappstühle in der Mitte aufgestellt. Ich kam früh und wählte einen der vorderen Plätze, so daß ich den Meister aus vier Metern Abstand sehen konnte. Obgleich die Sonne schien, war es noch kühl. Links von mir saßen Punjabis in Decken gehüllt, viele von großer Statur mit verwitterten Köpfen, wilden Bärten und farbigen Turbanen; dazwischen junge, hellbraune, frische Gesichter mit Fünkchen in den dunklen Augen, vor Erwartung glänzend. Rechter Hand saßen die Frauen im bunten Gewimmel von Saris und Punjabis (einem knielangen Hemd mit dem »Salwar«, der Pumphose mit Knöchelbund); alle waren in Schals gehüllt, einige hatten Kinder auf dem Schoß oder neben sich. Ein älterer, glattrasierter Sänger mit Turban – ein »Pathi« – sang Shabds (Hymnen) vor, der Kehrreim wurde dann mit verhaltener Stimme im Chor mitgesungen. Langvergessene Erinnerungen wurden in mir wachgerufen.

Stille breitete sich aus, alle Köpfe wandten sich nach links, wo Maharaj Ji einen höher gelegenen Wandelgang des Satsanghar entlangkam, einige enge Mitarbeiter folgten in ehrerbietigem Abstand. Er trug einen hellgelben Turban und war in Punjabitracht gekleidet, bestehend aus einer »Kurta«, einem langen weißen Hemd, darüber eine ärmellose dunkle Weste und »Churidar Pyjamas«, eine enge in Falten anliegende weiße Hose; um die Schultern hatte er einen grauen Schal gelegt. Er zog die Schuhe aus, setzte sich mit gekreuzten Beinen auf ein flaches, weißes Kissen und beugte sein Haupt vor dem versammelten Sangat bis auf den Boden nieder, eine Gebärde, die mich durch ihre Einfachheit und Demut tief berührte. Die Verneigung galt nicht uns, sondern dem Höchsten in uns allen. Danach nahm er seine Armbanduhr ab und legte sie vor sich hin. Aus nächster Nähe schaute ich andächtig auf diesen Menschen, meinen neuen Guru, den ich nur von Bildern her kannte. Ein Mann von 56 Jahren mit feingeschnittenem Gesicht, dunklen Augen, Schnurrbart und langem, ergrauenden Bart. Am rechten Handgelenk trug er das stählerne Armband der Sikhs und an seiner schlanken, linken Hand zwei einfache goldene Ringe. Langsam ließ er den Blick über die Menge schweifen, um uns allen »Darshan« zu geben, um uns teilhaben zu lassen an der Ausstrahlung, die von einem Satguru ausgeht, der »der Ozean in einem Tropfen« ist. Ich aber bemerkte davon nichts. Er sah müde aus, nicht gesund, war von mattgelber Gesichtsfarbe und schien mir sehr bekümmert, so ruhig und mitleidsvoll er auch dasaß. »Ein trübsinniger König«, dachte ich, »der nach 22 Jahren der Meisterschaft wehmütig auf diese kleine Welt schaut.«

Man sagt, daß ein Satguru, der sich weit über den menschlichen Emotionen bewegt, die Gefühle derer, die ihm gegenübersitzen, zurückwirft wie ein Spiegel, worin jedesmal ein anderes Bild erscheint. Trübsinnig war ich aber keineswegs, eher gespannt. Vielleicht überspannt? »Entspann' dich, entspann' dich!« sagte ich zu mir selber, schloß die Augen und begann mit Simran. Ich hörte die monotone Stimme eines Sadhu, der die Ansprache hielt, unterbrochen durch den Gesang eines Sängers mit melodischer Stimme. Maharaj Ji hüllte sich in Schweigen. Ich erinnerte mich eines Rates unseres Repräsentanten in Holland und konzentrierte mich auf »Tisra Til«, das Dritte Auge des Meisters zwischen seinen Augenbrauen, ohne daß irgend etwas in mir geschah. Mitunter schien es, als ob er kaum ein Gähnen unterdrücken konnte, oder war da etwas, was er mühsam hinunterschluckte? Es schien, als ob aus der Menschenmasse eine Wolke voll Schmutz aufstieg, schlechtes Karma, das ein Meister in sich aufnimmt.

Ein Blick von Maharaj Ji auf seine Armbanduhr kündigte das Ende des Satsangs an. Er stand auf und verbeugte sich vor uns mit gefalteten Händen. Wir taten das gleiche. Die Menschenmenge hastete davon, um sich für einen letzten Blick dort aufzustellen, wo der Meister in sein Auto stieg. Andere reihten sich längs des Weges zu seinem Haus auf. Unwillkürlich mußte ich an den »Prinsjesdag« in Holland denken, an dem die Königin in der mit acht Pferden bespannten goldenen Kutsche entlang einer jauchzenden, mit Fähnchen winkenden Menge zum Rittersaal in Den Haag fährt, mit dem einen Unterschied, daß das in Holland jährlich nur einmal stattfindet, während hier tagtäglich ergebene Menschenmassen in aller Stille mit gefalteten Händen dem Auto nachschauen, das ihren Guru rasch nach Hause zurückbringt.

Nach dem Satsang hatte der Sekretär die Ausländer gebeten, sich in Maharaj Jis Garten zu versammeln. Vielleicht war es meine Enttäuschung, die mich als einen der letzten ankommen ließ, und ich bekam einen Stuhl in der letzten Reihe des Kreises, der um ihn herumsaß. Er trug nun eine dunkle Brille und sah recht gutmütig aus, mit völlig anderem Ausdruck als während des Satsangs. Die Post – sicher fünfzig, sechzig Briefe – wurde für ihn auf den Tisch gelegt, wovor er sich verneigte. Dann begann ein Spiel anzulaufen, so spannend, daß es mich vom Stuhl riß. Es grenzte an Zauberei, die mit einer solchen Geschwindigkeit ausgeführt wurde, daß meine Augen nicht folgen konnten. Einen verschlossenen Brief versah er mit einem Zeichen; ein anderer wurde aufgerissen, bekam ein paar Zeilen verpaßt mit einem der drei, vier Kugelschreiber, blau, rot, schwarz, die in seiner Westentasche steckten; ein dritter wurde zweimal umgedreht. Er las den Namen des Absenders, rieb mit dem Finger die Nase, strich den Schnurrbart in Form und legte das Schriftstück mit einem Kopfnicken weg. Andere wieder wurden mit einem Blick auf die Stapel gelegt, die sich mittlerweile gebildet hatten. Es war eine schweigende, humoristische »Darbietung«, so behende ausgeführt, daß ich zu applaudieren geneigt war, als der Meister nach zwanzig Minuten aufstand, ein paar Worte über das Wetter sagte, das auch in Bombay anders als gewöhnlich gewesen sei, und mit einem perfekten Abgang in sein Haus verschwand, wo die Post von ihm und seinen Sekretären beantwortet werden mußte.

Mein Vergnügen steigerte sich noch, als mir ein französischer Brief gebracht wurde mit der Bitte, ihn zu übersetzen. Woher wußte man denn überhaupt, daß ich lange Zeit in Frankreich gelebt hatte?

»Ist das nötig?« fragte ich verwundert.

»Ja natürlich, niemand von uns versteht diese Sprache!«

»Oho«, dachte ich, »wenn da ein Spielchen gespielt werden muß, mache ich natürlich mit«, und gelobte, mich meiner Aufgabe zu entledigen. Ich dachte nämlich an Gaf, meinen ersten Guru, dem ich einmal einen Brief brachte von einer mir vollkommen unbekannten Pariserin, die einmal gründlich ihr Herz ausschütten wollte, sich aber scheute, das höchst persönlich zu tun. Sie suchte einen Unbekannten irgendwo weit weg in einem andern Erdteil. Sie kam an meine Adresse in Südamerika. Ich wollte den Brief übersetzen, doch mein Guru sagte, ohne das Schriftstück überhaupt in der Hand gehabt zu haben: »Nicht nötig. Nimm Papier und Bleistift«, und diktierte dann auf sechs komplizierte Fragen sechs exakte Antworten. Ich verglich Frage und Antwort und merkte, daß es bei Nr. 5 nicht übereinstimmte. »Ach«, sagte er lachend, »sie wollte eigentlich etwas anderes fragen, schreckte aber davor zurück. Ich antwortete auf das, was sie meinte. Jetzt kannst du anfangen zu übersetzen!« Mein Brief war ein großer Erfolg, nicht zuletzt wegen der Antwort Nr. 5, und führte zu langer Korrespondenz. Maharaj Ji kannte natürlich den Inhalt eines jeden Briefes, ohne ihn zu öffnen, genauso, wie er auch auf den ersten Blick einen Menschen durchschauen kann. Eine amüsante Einzelheit war, daß der französische Satsangi gleichzeitig um eine Antwort auf Französisch gebeten hatte. Um deren Übersetzung jedoch wurde ich niemals gebeten!

Am nächsten Tag saß ich beim Postabfertigen in der ersten Reihe, nicht einmal anderthalb Meter vom Meister entfernt. Im gegebenen Augenblick sah er mich nur eben an, und ein Prickeln ging durch meinen Körper. Eine Minute später glühte ich innerlich. Augenscheinlich beruhigt hörte ich, daß ich, wie alle Ausländer, etwas später eine persönliche Unterredung mit dem Meister haben dürfe. Ich war Nummer drei. Kurz bevor ich an die Reihe kam, schien ich jedoch derart gemütsbewegt zu sein, daß ich in das mir fremde Haus rannte und hastig nach der Toilette suchte.

Maharaj Ji hatte draußen auf dem Rasen seitlich seines Hauses Platz genommen und trank eine Tasse Kaffee. Rund um einen weißen Tisch standen drei Gartenstühle. Er trug noch immer die dunkle Brille und sprach mit weicher Stimme. Er saß so ruhig da, so unkompliziert, daß ich alle Scheu verlor. Von einem trübsinnigen König hatte er nichts mehr an sich, sondern sah aus wie ein Aristokrat, der wohlwollend, aber doch mit gewisser Distanz einen Gast empfängt. Er fragte mich nach meinem Namen und sagte, daß ich hier willkommen sei. Ich könne, wie vereinbart, bis zum *24. März* in der Dera bleiben. Das durchkreuzte ganz entschieden meine Pläne, da ich erst gegen Mitte April in Madras erwartet wurde, um dort mit einer indischen Tanzgruppe eine europäische Tournee zu besprechen. Ich sagte jedoch nichts. Ob ich Probleme hätte, fragte er darauf. »Nein, nein, kein einziges!« antwortete ich spontan, aber nach einer Pause: »Oh ja, doch eines und wahrhaftig ein großes Problem.« Es hatte nichts mit meinem weltlichen Leben zu tun, das immer sehr spannend gewesen war, sondern mit Sant Mat. Wie sehr ich mich auch anstrengte, ich konnte einfach nicht durch das Dritte Auge hindurchdringen und hoffte auf seine Hilfe, um die höheren Regionen zu erreichen, nach denen ich mich sehnte. Er wies mit seinem Zeigefinger nach oben und sagte: »Er wird Ihnen helfen« . . . Er trank seinen Kaffee langsam aus und fragte mich zu meiner Verwunderung, ob ich schon früher in Indien gewesen sei. Ein Wort des Großen Meisters schoß mir ins Gedächtnis: »Ein Satguru weiß alles, tut aber, als ob er nichts weiß; er stellt sich dumm.« »Nun gut«, dachte ich schmunzelnd, »auch bei diesem Spielchen mache ich gern mit«, und erzählte ihm, daß ich länger als sechs Jahre in Indien gearbeitet hatte, von meinen vorigen beiden Gurus und von den Ashrams, die ich in Indien besucht hatte. »Sind Sie in Tiruvannamalai auch dem Maharshi begegnet?« warf er dazwischen. »Nein, der starb schon 1950!« »Wohnte Swami Ramdas nicht in Mangalore?« »Nein, dort in der Nähe in Kanhangad!« Es schien, als ob er von den andern großen Swamis wenig wußte. Ich hätte mir gewünscht, daß er seine Sonnenbrille abnähme, damit ich ihm in die Augen schauen konnte, ob er es ernst meinte, doch die Augen blieben hinter dem dunklen Glas verborgen. Das Versteckspielen nahm ein Ende, als er sagte: »So, Sie scheinen über Indien gut im Bilde zu sein. Sie bleiben also hier bis nach der Bhandara am *2. April,* und danach werden wir andere Pläne für Sie machen (???). Hier können Sie Bücher lesen und beim Abendsatsang Fragen stellen.« Ich dankte ihm für die Unterredung, bei der nicht er, wie ich gehofft hatte, hauptsächlich das Wort führte, sondern zu meinem Bedauern ich selber. Ferner wollte ich noch fragen, was »die andern Pläne« wohl waren, als der nächste Satsangi schon gemeldet wurde. Grübelnd ging ich von dannen . . . »Hier können Sie Bücher lesen und Fragen stellen«, hatte er gesagt. Er sprach nicht über Meditieren??? . . . Wie wundersam, daß ein Mann, der gerade eine Flamme in mir entzündete, so unpersönlich sein konnte und sich, obwohl so nah, dennoch auf so weitem Abstand befinden konnte . . . Was sagte noch Farid? »Kein anderer Mensch kennt das Geheimnis als der, der genauso ist!«

Sewa = Dienen

Dienen ist der Eckpfeiler unseres Systems. –
Tot ist, wer zum Dienen nicht bereit ist.

Sawan Singh Ji

Es gibt vier Arten, wie man dem Satguru seine Zuneigung und die Bereitschaft, ihm zu dienen, unter Beweis stellen kann: mit Geld, dem Körper, dem Geist und mit der Seele.

Das Hingeben von Geld oder Besitz hat zum Ziel, sich von Habsucht und Bindung an die Dinge dieser Welt zu befreien. Um jedem Mißverständnis vorzubeugen, sei gesagt, daß ein Satguru niemals Geld für eigene Zwecke annimmt. Er verdient seinen eigenen Lebensunterhalt, sei es als Farmer, wie im Falle des heutigen Meisters, sei es, daß er von der Pension aus dem Militärdienst lebt, wie es der Fall bei Baba Ji und Maharaj Sawan Singh Ji war. Die Gelder werden für die Bedürfnisse der Mitmenschen verwendet. Geld-Sewa wird als die niedrigste Art des Dienens betrachtet.

Selbstlose körperliche Arbeit säubert unser Denken von Egoismus und Eitelkeit. Man schaut nicht mehr auf jene herab, die gesellschaftlich um Stufen tiefer stehen, da man einsieht, daß sie gleichen Wesens sind. Dieses Dienen bedeutet z. B. Saubermachen der Wohnräume, Mithilfe in der Küche, Auftragen der Mahlzeiten an alle, die kostenlos verpflegt werden, Steine zerkleinern und Herbeischleppen von Sand für die Baustellen usw.

Dienen mit dem menschlichen Geist heißt, nach dem Willen und den Geboten des Satguru zu leben, sich vegetarisch zu ernähren, auf Alkohol und Drogen zu verzichten und ein moralisch einwandfreies Leben zu führen. Es befreit uns von der Besessenheit der Sinne und beugt der Neigung zu Nichtstun einerseits oder Überaktivität andererseits vor; es ist ein Streben nach Gleichgewicht, nach innerer Ausgeglichenheit. Es hilft uns darüber hinaus, unsere Schicksalsprüfungen gelassen hinzunehmen. Dienen mit dem menschlichen Geist heißt, unaufhörlich zu simranieren.

Diese drei Arten der Dienstbereitschaft bereiten uns auf die letzte und höchste Art des Dienens vor, das Dienen mit der Seele. Diese besteht im Sammeln der Gedankenströme im Augenmittelpunkt, um mit der himmlischen Melodie in Verbindung zu treten, die dort ohne Unterlaß widerhallt. Erst dann dringen wir in das Magnetfeld der dynamischen Kraft ein, die uns langsam von den Vergnügen dieser Welt löst und uns in die Region immerwährender Glückseligkeit führt.

Der Meister Sawan Singh erklärt, daß man vom Dienen im allgemeinen eine falsche Vorstellung hat. Das Spenden von Geld an Wohlfahrtseinrichtungen, das Pflegen Kranker oder ganz allgemein alle Sozialarbeit sind an sich eine gute Sache, sofern sie nicht aus Selbstgefälligkeit oder zur Befriedigung des Gewissens geschehen.

In gewisser Hinsicht säubert Sewa das Denken, aber er kann weder Geist noch Seele in höhere Regionen befördern. »Diene dir erst einmal selbst, befreie dich von den Banden des Geistes und des Körpers«, rät er, »bevor du anderen wirklich helfen kannst. Wir verfechten kein zurückgezogenes, egozentrisches Leben, aber wenn sich die Seele von diesem höchsten Ideal abwendet und durch falsche Auffassung vom Dienen auf Abwegen umherirrt oder ihre spirituelle Kraft mit zweifelhaften Praktiken wie Geistheilen, Handauflegen und dergleichen vergeudet, dann gleicht sie einem Menschen, dessen eigenes Haus in Flammen steht und der, anstatt es zu löschen, nach draußen eilt, um das Übergreifen des Feuers auf andere Gebäude zu verhindern. Wie kann man der Menschheit wirklich dienen? Durch die Befreiung der Seele. Alle anderen Formen des Dienens sind zeitlich begrenzt.«

Nach dem Tee zieht jeder seine ältesten Kleider an, bindet ein Kopftuch um oder setzt einen Hut auf, um dann etwa anderthalb Stunden Sewa zu leisten, »Mitti Sewa« in diesem Fall. »Mitti« bedeutet Erde, Lehm. Hierbei machen alle Gesellschaftsschichten mit. Der Bauer arbeitet neben dem Bankdirektor, das Hausmädchen neben der Ärztin; Soldaten, Studenten, Offiziere, Rechtsanwälte, und die Kinder fehlen auch nicht. Ein großes Auto kam angefahren, der Chauffeur öffnete, sich tief verbeugend, die Wagentür, und zwei »Rajkumaris«, Prinzessinnen, stiegen aus im abgetragenen Punjabidress. Sie suchten sich ein Kopfpolster aus, ein Stück Stoff, spiralförmig zum Ring gedreht, und einen flachen Weidenkorb, in den ein Sergeant in Uniform mit dunkelrotem Turban Steine lud. Der Chauffeur parkte das Auto im Schatten eines Baumes, zog seine Jacke aus und stand geduldig in der

Schlange, bis auch sein Korb beladen wurde. Dann ratterte ein Traktor mit großem Anhänger heran, in dem zwei Familien aus einem Dorf in der Nachbarschaft verstaut waren. Buben und Mädchen sprangen herunter, halfen den älteren beim Absteigen, und alle machten sich an die Arbeit.

Mein Nachbar im Gästehaus, ein langjähriger Berater der IBM, und ich mußten heute Backsteine zerkleinern. Wir suchten einen guten Hammer aus, hierbei beraten von einigen Männern, und jeder von uns setzte sich auf einen großen Stein. Es war nicht nötig, die Abbruchbacksteine selbst heranzuholen, denn Kinder brachten sie uns stapelweise: drei kleine Buben und ein Mädchen mit glänzenden, großen Augen unter langen, seidigen Wimpern – meine kleine Freundin »Bindu«, vier Jahre alt, die mir jedesmal einen »schönen« Backstein brachte. Die Kinder, sehr neugierig auf die großgewachsenen weißen Männer, stellten hundertundeine Frage in einem Mischmasch von Hindi und Englisch. Sie lachten schallend, wenn ich ein Hindiwort verkehrt aussprach, sagten es drei-, viermal vor, um dann noch lauter zu lachen. Dann kamen Studenten angelaufen, informierten sich über Studienmöglichkeiten in Europa und Amerika, betrachteten unsere Hämmer, schüttelten den Kopf und tauschten sie gegen andere um, die auch nicht besser waren. Mein Freund Walter und ich klopften und klopften, staubig und schwitzend unter der schon warmen Sonne. In einem Augenblick, als wir gerade allein waren, kam ein Greis daherspaziert, klein von Gestalt, in europäischer Kleidung, aber mit Turban. Er schaute uns eine Weile schweigend zu, holte ein Buch hinter seinem Rücken hervor und legte es neben mir hin. »Für Sie«, sagte er auf englisch. Ich schaute verwundert auf, dann auf das Buch. Es war *Sar Bachan,* das Standardwerk von Swami Ji. Ich dankte ihm sehr herzlich für dieses unerwartete Geschenk, worauf er erwiderte: »Oh, it's of no value« – es ist nichts Wertvolles –, wahrscheinlich meinte er: »don't mention it«, nichts zu danken. Er entfernte sich, und wir sahen ihn niemals wieder, sosehr wir auch nach ihm suchten, so daß wir uns zur Folgerung veranlaßt sahen, er müßte ein Geist gewesen sein oder Maharaj Ji in Verkleidung, der es für notwendig hielt, daß ich das Buch läse.

Während des Sewa sitzt Maharaj Ji oft auf einer Anhöhe, nimmt den Fortgang der Arbeit in Augenschein, um nebenbei noch mit zwei, drei Männern eine Angelegenheit zu besprechen oder einem Satsangi einen Ratschlag für seine Probleme zu geben. Dieser Sewa, diese selbstlose Arbeit gilt nur ihm, und er ist es, von dem man im Vorübergehen einen Blick zu erhaschen versucht. Sobald er aufsteht, werfen viele ihre Körbe hin und rennen davon, um ihn gerade noch ins Auto steigen zu sehen, wie die Kinder, die ihre Hausaufgaben stehen und liegen lassen, wenn Papa beim Gehen die Tür hinter sich zumacht.

Maharaj Ji ist überall zu finden. Man sieht ihn zusammen mit Architekten über Zeichnungen oder Pläne gebeugt, während halbnackte Arbeiter mit Lendentuch und schmutzigem Turban unter seinen Augen wetteifern, wer die meisten Backsteine auf dem Kopf tragen kann: bis zu sechzehn Stück auf einmal. Er inspiziert eine neue Straße, die so fachkundig und schnell angelegt wurde, daß mein Nachbar eines Morgens ins Zimmer stürmte und sagte: »Komm mit! Seit gestern sind sie wieder fünfzig Meter weiter vorangeprescht. Ich bin allerhand gewohnt, aber so etwas habe ich in Kalifornien noch nicht erlebt.« Der Meister kontrolliert persönlich die Gästeunterkünfte, spaziert durch die langen Gänge der Küchen, segnet die Speisen und prüft, ob sie nicht zu sehr gewürzt sind. Er hält morgens öffentlichen Satsang in Punjabi und spricht abends in Englisch zu den Ausländern. Er ist persönlich überall zugegen, denn er wohnt in seiner Astralen Gestalt im Dritten Auge von Hunderttausenden von Satsangis. Während des Sewas sah ich ihn einmal schnell zurückweichen, als ein Mann vor ihm niederfiel und versuchte, seine Füße zu berühren. Ausdrücklich erwähnt er in den Einweihungsanweisungen: »Was man auch erreichen kann, man erreicht es durch fortwährenden Simran und durch beständige Hingabe an den Klangstrom, ganz sicher aber nicht, indem man hinter mir herrennt, meine Kleidung berührt und zu meinen Füßen niederfällt.« Er weicht aller Menschenverehrung aus, wird aber als Gott verehrt.

Kal, die negative Macht oder der Fürst der drei Welten

Wie schlau führt doch Kal die Welt an der Nase herum![10]

Sawan Singh

Durch das große Verlangen, unter kundiger Führung eines Satguru, der intuitiv mein volles Vertrauen genoß, meditieren zu lernen, hatte ich die Sant-Mat-Lehre voll und ganz akzeptiert. Ich wurde eingeweiht. Ein Irrtum war ausgeschlossen. Doch nun, da ich in der Dera zur Ruhe gekommen war und die Literatur sorgfältig studiert hatte, wie Maharaj Ji es mir empfohlen hatte – jedes Wort von ihm hat immer eine Bedeutung –, kamen Zweifel in mir auf. Mein Lebensdrang lehnte sich auf gegen das ständige Unterstreichen der Schattenseiten dieser irdischen Existenz, gegen Ausdrücke wie »Jammertal«, diese Welt des Scheins und Betrugs, die uns gefangenhält usw. usw. Ich fragte also beim Abendsatsang, wo viele junge Menschen anwesend waren, warum in Sant Mat so wenig von Lebensfreude die Rede ist. Man könne das Leben doch noch genießen, auch wenn man die Vergänglichkeit akzeptiere und das Herz auf Gott gerichtet halte. Hatte Maharaj Ji nicht selbst in seinem Buch *The Master Answers* gesagt: »Eine Biene, die am Rand des Honigglases sitzt, läßt sich den Honig vortrefflich munden und fliegt dann mit trockenen Flügeln davon. Tappt sie aber hinein, dann bleibt ihr weder der Genuß noch das Davonfliegen. Sie stirbt. Wenn wir unser Denken und Herz auf Gott gerichtet halten, wird uns diese Welt eine Freude sein . . . Wenn wir uns also mit Ihm verbinden und mit nichts sonst, sind wir imstande, das Leben zu genießen, um, genau wie die Biene, ohne Schaden vom Honigglas wegfliegen zu können.« »Warum«, fragte ich, »zeigt man der Jugend dann nicht diese Seite der Medaille?« »Weil dann«, war Maharaj Jis Antwort, »die meisten im Honig steckenbleiben würden. Das ist auch der Grund dafür, daß ihnen die Kehrseite gezeigt wird. Es kommt immer darauf an, von welcher Seite man eine Sache betrachtet!« »Habe ich eigentlich immer am Rande des Honigglases gesessen?« fragte ich mich selbst später. »Nein, ich sprang mitten hinein! Warum empfinde ich denn das Leben nicht als Last, sondern schöpfe daraus sogar noch Behagen?« Der fremde, kleine Greis, der mir das Buch geschenkt hatte, eilte mir zu Hilfe, denn in *Sar Bachan* fand ich: »Wenn man dem Guru mit Ergebung dienen will, muß man mit der Welt brechen; bleibt man der Welt zugewandt, wird die Liebe zum Meister unvollkommen sein. Das ist jedoch nicht Gesetz bei Medern und Persern. Jene, die in früheren Leben gute ›Eindrücke‹ – Sanskaras – sammelten und sich der Gunst eines Satguru erfreuen, sind imstande, beiden erfolgreich und ohne Schwierigkeiten zu dienen. Aber jene, deren Sanskaras von niederer Art sind, müssen sich lediglich auf eines festlegen.« Das verschaffte mir die nötige innere Ruhe.

Vor Maharaj Jis Ankunft hatte ich mein Augenmerk hauptsächlich auf die Geschichte der Dera gerichtet. Jetzt, da er anwesend war, erhoben sich bei mir viele Fragen. Begriffe, die ich als mittelalterlich empfand, wie Hölle, Himmel, Jüngster Tag, Verdammnis und vor allem der Teufel, die Negative Macht, drängten sich mir ins Bewußtsein. Ich glaubte, keine Probleme zu haben. Dabei war es immerhin eine ganze Serie, die zum Gefolge des Fürsten der drei Welten gehörte.

Bei meiner Lektüre jedoch machte ich eine Entdeckung, die mich sehr verwirrte. Was ein westlicher Freidenker vielleicht ohne weiteres akzeptieren würde, wird für einen Menschen, der zwanzig Jahre im Bann des Hinduismus gelebt hat, zum großen Problem.

Am Gipfel der drei Welten, der irdischen, astralen und kausalen Ebene, nebst der vier höheren Regionen des indischen Weltbildes, befindet sich Nirgun Brahman, die Absolute Region ohne Namen und Form. Weiter reicht das indische Denken nicht. Sant Mat aber nennt sechs weitere Regionen, die darüber liegen. Dieses an sich birgt noch keine Schwierigkeit, wohl aber die Tatsache, der ich mir jetzt erst richtig bewußt wurde, daß das, was Millionen von Hindus und auch ich als das Absolute Sein betrachteten, für die Radha-Soami-Mystiker als Negative Macht und deren Machtbereich gilt. Kurzum: Gott = Satan. Eine Weltanschauung stürzte ein!

Um ein klares Bild von dem mysteriösen Verhältnis zwischen *Kal* (Zeit) und *Akal* (das Jenseitige von Zeit und Raum) zu bekommen, riet der Große Meister, Kabirs *Anurag Sagar* – »Ozean der Liebe« – zu studieren, ein langes, niemals übersetztes Lehrgedicht, das von der westlichen und östlichen literarischen Wissenschaft als apokryph betrachtet wird, während die Mystiker es als Kabirs Meisterwerk hoch in Ehren halten. Diese Meinungsverschiedenheit ist leicht begreiflich. Die ersteren denken nämlich horizontal, während die letzteren anführen, daß man zuerst »nach innen gegangen« und vertikal zu Kabirs erhabenen Gefilden aufgestiegen sein muß, um seine Sicht teilen zu können.

Als der Eine sich offenbarte und in Vielfältigkeit entfaltete, während Er sich selbst doch gleichblieb, erschien ein Licht in der Finsternis des Geschaffenen . . . Und wo Licht ist, ist auch Schatten. Kal ist nicht mehr und nicht weniger als das Schattenbild von Akal oder Sat Purush, der höchsten Wahrheit, durch Ihn erschaffen als Sein Diener. Um das Mysterium ihres Verhältnisses zu beleuchten, erzählt Kabir mit der ihm eigenen Ironie in einem Gleichnis, wie Kal als Ehrenbezeigung gegenüber Sat Purush strenge Askese dadurch hielt, daß er siebzig Yugas lang auf einem Bein stand. Darauf sagte Kal zu seinem Meister: »Herr, ich bin Eures Reiches des Geistes nicht würdig. Erlaubt mir, eine andere Welt zu erschaffen, über die ich herrschen kann.« Als Belohnung für seine Askese wurde ihm das Reich »Triloki«, die Drei Welten, zuerkannt, das er erschaffen durfte durch eine Kraft, die ihm durch Sat Purush verliehen wurde: die kosmische Kraft, »Shakti« oder die »Große Mutter«, die höchste Form von Maya, von Illusion. Damit konnte er Gestalten, Körper erschaffen. Doch wie sollte er seinen Herrschaftsbereich mit Leben erfüllen, wenn Sat Purush die Seelen unter eigener Obhut behielt? Könnte Er ihm nicht eine Anzahl Seelen leihen? Die neue Welt war so prächtig, daß acht Neuntel von ihnen gerne dazu bereit waren. Ein Neuntel jedoch weigerte sich, doch auch dieses lieh Sat Purush an seinen Diener aus. Jene also sind es, die stets die Sehnsucht in sich tragen, nach Hause zurückzukehren. Alle diese ausgeborgten Seelen hält Kal gefangen, indem er sie an weltliche Vergnügen fesselt. Da er befürchtete, daß auch nur eine einzige von ihnen entwischen könnte, bat er Sat Purush um drei Zugeständnisse:

1. Heiligen solle es nicht erlaubt sein, durch Wunderwirken oder andere übernatürliche Handlungen die Seelen zu veranlassen, seinen Herrschaftsbereich zu verlassen. Es solle ihnen jedoch freigestellt sein, ihre Lehre zu verbreiten und an sie zu appellieren, wodurch den Seelen Sachkhand in Aussicht gestellt wird. Aber Wunderwirken? Nein, das wäre zu leicht. Die Folge dessen, daß Blinde wieder sehend gemacht und Tote auferweckt würden, wäre

doch wohl, daß Hunderte, nein Tausende ihnen folgen und seinem Herrschaftsbereich entfliehen würden! Diesem Argument konnte auch Sat Purush sich nicht verschließen, so daß Er zustimmte. Deshalb ist den Heiligen das Wunderwirken untersagt.

2. Keine Seele solle sich an ihre früheren Leben erinnern können. Denn wäre sie sich der Geschehnisse und insbesondere der Sünden früherer Existenzen bewußt, die in einem nächsten Leben wieder abgebüßt werden müssen, würde sie aus Angst vor Vergeltung keine einzige Sünde mehr begehen. Ohne Karma jedoch würde sie von selber zu ihrem Schöpfer zurückkehren, und Kals Reich würde entvölkert werden!

3. Mit dem Körper, in den sie hineingeboren wird, solle jede Seele zufrieden sein müssen, was zur Folge haben würde, daß sie selbst in bitteren Lebensphasen am Leben hinge und nicht sterben wolle.

Diese drei Privilegien wurden Kal von Sat Purush gewährt.

Von höherer Warte aus betrachtet mag Kal einem Schatten gleichen; im eigenen Reich ist er jedoch nicht der Fürst der Finsternis, sondern verbirgt sein wahres Gesicht hinter blendendem Licht, das in der höchsten Region Brahmands, wo er Brahm genannt wird, der roten Glut der Morgensonne gleicht, die jedoch zehntausendmal heller ist als unsere Sonne. Dort heißt er die Seelen, die von Sachkhand herabsteigen, in seinem Reich willkommen und trennt sie vom Klangstrom, durch den sie mit dem höchsten Schöpfer verbunden waren. Durch dreierlei Denkweisen und drei Arten von Körpern drängt er sich zwischen Schöpfer und Seele, wodurch die Seele sich nicht mehr mit dem Schöpfer verbunden fühlt, wohl aber Er mit ihr. Auf der Kausalebene umhüllt Kal sie mit dem Kausalkörper und stattet sie mit kausalem Denken aus. Die Formen dort bestehen aus sehr reiner Maya, so subtiler, unsichtbarer Materie, daß die meisten zwischen dem Geist einerseits und dem Denken und Maya andererseits nicht unterscheiden können, so daß sie Brahm – Kal als den Höchsten betrachten.

Etwas tiefer, in der ersten Region, bekommt die Seele eine zweite, grobere Hülle, den Astralkörper, den das astrale Denken beherrscht. Die Art dieses Denkens ist nach innen gerichtet und herzerhebend. Es benimmt sich wie ein weiser Feind, der stets bemüht ist, die Seele auf dieser Ebene festzuhalten.

Noch weiter abwärts, auf unserer irdischen Ebene, bekommt die

Seele die dritte Hülle, den grobstofflichen Körper. Das Denken, das diesen Körper beherrscht, ist das physische Denken, der niedere menschliche Geist, der – nach außen gerichtet und zerstreut – nur mühsam zu beherrschen ist.

Wenn man eine Glühbirne dreifach mit einem Tuch umwickelt, strahlt sie kaum noch Licht aus. Auf die gleiche Art hält Kal die Seele gefangen.

Kal, der Diener Sat Purushs, dessen Abglanz er ist, so wie der Mond sein Licht der Sonne verdankt, hat viele Funktionen, die er jeweils unter anderem Namen verrichtet. So heißt er als Todesfürst *Dharam Rai,* weil er aufgrund von Dharma – Gesetz – Gerechtigkeit ausübt. Auf Befehl seines Meisters hat jedes lebende Wesen bei seinem Tod Rechenschaft abzulegen über seine guten und schlechten Taten; bei diesem Urteil wird Kal von den Yamas, den Todesengeln unterstützt. Streng unparteiisch übt er seine Rechtsprechung aus. Er wägt die Seele bis zum Milligramm ab und fällt mitleidslos sein Urteil. Man erntet, was man gesät hat. Eine Reihe von Höllen und Himmeln in den niedrigsten Sphären der Astralebene erwartet den Sünder und den Gerechten. Wenn ihre Zeit in diesen Gefilden verstrichen ist, kehren sie in die ewige Tretmühle von Geburt und Tod zurück, die das Schicksal der »84 Lakhs« ist, der acht Millionen vierhunderttausend Arten von Lebewesen, mit denen dieses Universum bevölkert ist. Gute Taten binden ebensosehr wie schlechte. Auch die Gerechten kehren in diesen Kreislauf zurück, gegebenenfalls in bessere Lebensumstände. Wer jedoch innerlich derart gereift ist, daß er mit einem Heiligen in Kontakt kommt und mit »Shabd« verbunden wird, den erwartet keine Wiedergeburt. Selbst die Yogis, die die erste Region erreicht haben, müssen zurückkehren. Ebenso die Yogishwars, die Vedantisten, die Propheten und die Mehrzahl der großen Religionsverbreiter, alle, die in der zweiten Region ihre Bleibe haben. Ihre »Erlösung« ist nur vorübergehender Natur, weil sie sich doch noch immer im Bereich Kals aufhalten, des Jehovah des Alten Testaments. Auch sie werden aufs neue als Mensch geboren, um mit Shabd, dem Heiligen Geist, in Kontakt zu kommen.

Es wird dadurch verständlich, daß selbst große Yogis, die in den indischen Heiligengeschichten berühmt wurden, Menschen verfluchen konnten und deshalb zurückfielen. Erst wenn man Kals Reich hinter sich gelassen und Par Brahm, die dritte Region, erreicht hat, ist ein Rückfall ausgeschlossen. Selbst die Engel und Götter, die in den Paradiesen der Astralebene die Früchte ihrer guten Taten genießen, die sie in einem früheren menschlichen Leben verrichtet haben, werden als Sterbliche wiedergeboren, wenn die Zeit der Freuden verstrichen ist. Denn der Mensch ist die Krone der Schöpfung, und nur in menschlicher Form ist es möglich, Kal zu passieren, um mit der wahren Göttlichkeit vereint zu werden.

Als Verwalter des Universums tritt Kal unter dem Namen *Niranjan* auf. Drei Kräfte wirken unter ihm, deren Aufgabe im Schaffen, Instandhalten und Zerstören besteht. Es sind Brahma, Vishnu und Shiva, seine Söhne aus der Verbindung mit »Shakti«, der großen Mutter, der kosmischen Kraft, auch »Avidya«, Unwissenheit, genannt. Er regiert mittels der Natur- und Karmagesetze. Seine Söhne haben den Auftrag, Seelen in verschiedene Körper zu bringen, diese zu erhalten und ihnen nach der Auflösung jene Gestalt zu geben, die ihnen gemäß ihres Karmas gebührt, sei es Mensch, Tier oder Pflanze. Diese drei Kräfte, die die Welt als Götter verehrt, sind nichts weiter als die drei Gunas, die Eigenschaften Gleichgewicht, Energie und Trägheit (Vernichtung). Niranjan steht abseits und läßt selbst seine Söhne in Unkenntnis über seinen Status und seine Stellung, so daß sie wiederholt ihre Mutter – Unwissenheit – fragen: »Wer ist denn unser Vater?« Er darf von keinem Menschen, keiner Macht gesehen werden, weil man sonst Sat Purush als wahren Gott anbeten würde und nicht ihn, Sein Schattenbild, die Negative Macht. Nur Heilige kennen dieses Geheimnis.

Kal Niranjan gaukelt der Welt etwas vor. Er sendet seine eigenen Inkarnationen zur Erde, seine »Avatare« – die Herabgestiegenen –, Stifter großer Religionen mit eigenen Organisationen, Priestern und Ritualen. Jeder betrachtet seinen eigenen Gottesdienst als den einzig wahren mit dem Ergebnis, daß Streitigkeiten, Religionskriege ausbrechen und kein Versuch unternommen wird, die Wahrheit hinter all dem Schein zu finden. Durch diese Botschafter, welche die Existenz Kals nicht kennen, erschuf er Pilgerstätten, damit die Menschheit Sat Purush vergißt und jene Plätze besucht, um dort die Erlösung von ihren Sünden und Nöten zu erlangen. Es ist nicht möglich, dem Kreislauf von Geburt und Tod durch Mildtätigkeit, Rosenkranzbeten, Opfer, Bildverehrung, Prozessionen, Buße und Wallfahrten zu entkommen. Alle diese Taten fallen in die Rechtsprechung des Todesfürsten, der Negativen Macht.

Ram und Krishna, von den Hindus für Botschafter des Allerhöchsten gehalten, sind in Wirklichkeit Inkarnationen von Brahm-Kal.

Sie kommen infolge des Karmagesetzes zur Erde hernieder, diese Welt umzuformen, zu verbessern: »Jedesmal, wenn auf dieser Erde die Tugend schwindet, o Sohn von Bharata, und die Untugend Hochzeit feiert, erscheine ich in eurer Mitte«, sagt Krishna in der Bhagavad Gita (IV,7), bekennt aber im elften Kapitel (Vers 32) dieses Lehrgedichtes, eine Inkarnation Kals zu sein: »Kal bin ich, die Zeit, hierher gesandt zur Vernichtung der Menschheit. Außer dir soll kein einziger dieser Krieger, die hier in dichten Reihen aufgestellt sind, am Leben bleiben.«

Was sind die Reformatoren dieser Erde in Wirklichkeit? Mitgefangene, die nichts von der wahren Heimat bei Gott wissen. Die politischen und sozialen Reformer tünchen lediglich die Wände unserer Zellen und bringen damit etwas Verbesserung hinein. Sie selbst erreichen noch nicht einmal die höheren, subtilen Regionen, die sich innerhalb Kals Reich befinden. Propheten und Inkarnationen leisten da schon bessere Arbeit. Ihr Ziel ist es nicht, die Zelle, in der wir hausen, instandzusetzen. Sie geben uns eine Methode an die Hand, wie wir eine bessere Zelle im Gefängnis bekommen können. Sie erzählen uns, wie wir in den Himmel, nach »Swarga« oder »Bahisht«, den Hindu- oder Moslemhimmel kommen können . . . – die alle innerhalb Kals Reich liegen! Sie sind alle Werkzeuge, Repräsentanten von Kal, eigentlich Staatsbeamte, die ihre Verbesserungen im Gefängnis durchführen und deren Direktor Kal ist. Sie kommen, um das Gute zu fördern und das Schlechte auszurotten, aber ihre Tätigkeit liegt innerhalb des Bereiches von Relativität und Maya. Es ist der Auftrag dieser Inkarnationen, mit ihrem Gefolge von Brahmanen, Mullahs und Priestern die Ordnung *in* der Welt wiederherzustellen und die menschliche Gesellschaft aufrechtzuerhalten. Heilige dagegen werden ausgesandt, um die Seelen *aus* der Welt zu befreien und nach Sachkhand zu bringen.

Kal vereint nicht, er trennt. Seine Devise ist: »Divide et impera« (Teile und herrsche). Rassen, Nationen und Sekten sind seinem Hirn entsprungen. Er sät Diskriminierung, setzt Hautfarbe gegen Hautfarbe, Volk gegen Volk, Sekte gegen Sekte. Er ist es, der als deutscher, französischer oder japanischer Gott seine Heere in den Krieg führte, dessen Name auf dem Koppel der deutschen Soldaten und auf dem holländischen Reichstaler prangte: »Gott mit uns«, nicht mit den anderen! Sein Gesetz heißt: »Auge um Auge, Zahn um Zahn.« In seiner Domäne gilt das Recht des Stärksten, »the survival of the fittest«. Das kleine Tier wird vom größeren verspeist, jenes wiederum vom noch größeren verschlungen; das letztere fällt dann dem Menschen zum Opfer; der wiederum wird durch eine noch stärkere Macht ausgelöscht. Er vereint scheinbar, indem er die Struktur der Welt auf Paaren aufbaut, auf Mann und Frau. Wenn beide, Mann und Frau, sich an den Klang von »Nam« binden und in sich selbst »hineingehen« würden, wären sie beide frei. Hingegen binden sie sich aneinander und ziehen sich gegenseitig nach unten. Vondels (niederl. Dichter, 1587-1679) Lobgesang auf die eheliche Treue:

»Zwei Seelen festgeschmiedet aneinander,
in Lieb' und Leid gekettet und verbunden«,

scheint direkt von Kal inspiriert worden zu sein und steht in krassem Gegensatz zu dem, was die Heiligen lehrten, so z. B. Jesus: »Ich bin gekommen mit dem Schwert.« Das sind die Gründe, weshalb wir mit ihnen streiten, sie in Verruf bringen und sie sogar martern für die angebotene Hilfe, uns von Unwissenheit zu befreien. Weil wir den kosmischen Aufbau in seiner Ganzheit nicht kennen, betrachten wir unser Dasein und unsere Umgebung als normal, während das Leben, das wir führen, streng genommen abnormal ist. Wir sind wie Vögel im Käfig, die ihre Gefangenschaft für etwas Natürliches halten.

Die Attraktionen und Verlockungen dieser Welt hält Kal durch fortwährende Veränderungen aufrecht. Nichts ist konstant, alles fließt. Er verpflanzt die Seelen ihrem Karma gemäß mal in Bäume, Vögel oder Reptilien, mal in Vierfüßler oder Menschen. Er macht den Mann zur Frau, die Frau zum Mann. Manchmal verpflanzt er Seelen in Geister oder befördert sie zu Engeln, Göttern oder Göttinnen. Bei all den Metamorphosen hilft der Mensch kräftig mit. Der Mensch, den er mit Geist versah, unserem Denken und Fühlen, dem niederen Geist, der fortwährend ausschwärmt, Abwechslung sucht und niemals zur Ruhe kommt. »Der menschliche Geist gleicht einem Affen«, sagt man; wie ein Affe springen unsere Gedanken hierhin und dorthin. Das Denken ist Kals tauglichste Waffe, mit der er uns zu täuschen versteht. Es gibt, wie bereits erwähnt, drei Arten des Denkens: physisches, astrales und kausales; alle drei sind Werkzeuge von Kal. »Trikuti«, die Kausalwelt des universellen Geistes, wo die Schwingung »AUM« widerhallt, die die Hindus für den Logos halten, während sie nur dessen Echo ist, ist der Quell allen Denkens, das Zentrum des weltlichen Wissens. Diese Region, wo alles Karma eingelagert wird, ist auch der Ursprung der Veden und der Puranas[11], der Bhagavad Gita, des Koran und der Mehrzahl der »Heiligen Schriften«, die uns nur das Gesetz Brahms verkünden. Sie stellen Regeln für gute Moral in dieser Welt auf, beschaffen uns einen Platz in den diversen Himmeln, schenken uns aber nicht die endgültige Freiheit. Das eigene Denken verführt uns durch die (scheinbare) Autorität dieser offenbarten Bücher, sie anzuerkennen und andern aufzuzwingen.

Außer durch die drei Körper, die drei Arten des Denkens und die drei Eigenschaften Sattwa, Rajas und Tamas sind wir auch noch durch seine Trabanten Sinnenlust, Zorn, Habsucht, Eitelkeit, Stolz, Ichsucht und Verhaftetsein an Kal gefesselt, so daß es einer Seele kaum möglich ist, sich aus diesen Fesseln zu befreien, es sei denn, daß sie unter der Führung eines vollkommenen Meisters das Bewußtsein aus den neun Türen zurückzieht, die drei Hüllen abwirft und das Denken zum Stillstand bringt. Erst wenn sie die spirituelle Ebene jenseits von Par Brahm erreicht hat, wo die Verwandtschaft mit Sat Purush offenbar geworden ist, kann sie freudig ausrufen: »Das bin ich.« Vorher muß sie mit *verschlossenen* Augen die Reise durch Kals Reich antreten. So wie Odysseus seinen Matrosen Wachs in die Ohren stopfte und sich am Mast festbinden ließ, um nicht dem Gesang der Sirenen zum Opfer zu fallen, so muß auch die Seele, vom Satguru geleitet, mit blinden Augen durch Kals Bereich ziehen, um nicht den geheimen Kräften, die ihr angeboten werden, den Verführungskünsten der astralen Kreaturen und der Pracht der wundervollen Landschaft zu erliegen. In ihr findet ein wechselndes Farbenspiel statt, opalisierend in der latenten Glut einer außerordentlich leuchtenden Sonne, tausendmal heller als die irdische. Das sagen uns die Meister, die nur über das sprechen, was sie mit eigenen Augen gesehen haben.

Außer den drei obersten Regionen, die mit Sachkhand eine Einheit bilden, gibt es die fünf Ebenen, die, wie bereits erwähnt, einen nach unten hin sich ständig vermindernden Anteil Geist enthalten. Die Meister sprechen von Regionen, weil wir in Raum- und Zeitbegriffen denken. In Wirklichkeit sind es aber Bewußtseinsstufen. Jede Region beherrscht die darunterliegende und belebt sie. Deshalb hat es den Anschein, als ob jede Region, wenn man von unten aufsteigt, die höchste ist, während in Wirklichkeit das Reich Sat Purushs den absoluten Gipfel darstellt. Diesen Umstand, der leicht zu falschen Folgerungen führt, nutzen Kal und Maya weidlich zu ihren Gunsten aus.

Im menschlichen Körper befinden sich sechs Kraftzentren, die »Chakras«, jedes mit seiner eigenen Gottheit. Kals drei Söhne, Brahma, Vishnu und Shiva, und deren Mutter Shakti beherrschen in aufsteigender Linie jeweils das Genital-, Nabel-, Herz- und Kehlzentrum. Wenn die Yogis, worauf Kal aufmerksam achtet, durch Atembeherrschung (Pranayama) oder durch Anwendung der »Schlangenkraft« (kosmische Energie oder Kundalini) nach endloser Mühe das höher gelegene Augenzentrum durchbrechen und schließlich Licht sehen, glauben sie, das Endstadium bereits erreicht zu haben, während sie sich tatsächlich erst im Vorhof der Astralebene befinden. Um die Yogis auf einen Irrweg zu leiten, läßt Kal die sechs Chakras von Brahmand – der Kausalebene – sich in And – der Astralebene – und diese wiederum in Pind – der Ebene unterhalb des Dritten Auges – widerspiegeln, genau wie das Spiegelbild der Sonne in einem Kübel mit stehendem Wasser nur undeutlich auf eine Wand reflektiert wird. Jedes Chakra hat seinen eigenen Klang und sein eigenes Licht. Sie entsprechen denen der höheren Ebenen, von oben abwärts in abnehmendem Ausmaß. Wenn also ein Yogi einer roten Glut gewahr wird, glaubt er, schon Brahmand erreicht zu haben, während er sich noch immer in Pind befindet. Mit derartiger List versuchen Kal und Maya zu verhindern, daß sich die Seele über das Dritte Auge hinaus erhebt, wo der Pfad der Meister erst wirklich beginnt. Ohne einen Meister ist es äußerst mühevoll, sich in höhere Gebiete bis in die Astral- und Kausalregion hinaufzuarbeiten, denn auch dort ist man in dem Netz gefangen, das über diese Welten ausgebreitet ist. Alle Wege, alle Yogaarten und Religionen führen zum Gipfel, sagt man. Entweder nähern sie sich diesem bis auf eine gewisse Entfernung, oder der Gipfel scheint jener von Brahms Bereich zu sein! Ein einziger Weg führt daran vorbei, »el camino real«, der königliche Pfad von Shabd oder dem Heiligen Geist, auf dem die Meister die Seelen bis vor das Angesicht des namenlosen Gottes führen.

Alles, was weder ewig noch wahr ist, heißt Maya. Es erscheint, aber es *ist* nicht. Es ist der Schleier der Illusion, der den Blick auf Gott vereitelt. Ich kenne keine bessere Zusammenfassung von Kals Macht und der seines Trabanten Maya als die Ode, die Kabir voller Ironie der Illusion widmete. Darin führt er selbst Hari auf, wie er die höchste Gottheit nennt, in der Gestalt des ungenannten Vishnu, Kals Sohn, dem Erhalter der Welt der Erscheinungen:

Zwischen Begierde und Verhaftetsein
schwingt die Schaukel des Geistes.
Im selben Rhythmus schwingt die Welt.
Drum ist auf dieser Erde nichts stabil.

Der Weise wiegt sich in seiner Weisheit Wahn,
Der König schwingt mit seinen Untertan'.
So wie der Mond, schaukelt auch die Sonne.
Doch das Rätsel hat kein Mensch gelöst.

Beständig schaukeln so Millionen Wesen,
bis zuletzt sie dem Tod zum Opfer fallen.
Unzählige Jahrhunderte gingen vorbei,
doch keiner fand je seine Ruh.

Erde und Himmel, Wind und Wasser schaukeln,
Ja selbst Hari, wenn er Gestalt annimmt.
Nur Heilige, o Kabir, stehen bewegungslos,
denn sie allein verstehen das Geheimnis.

Nun drängt sich die Frage auf, weshalb Kal geschaffen wurde. Swami Ji sagt, daß Sat Purush, die Positive Macht, Kal wohlüberlegt geschaffen hat, denn ohne selbst erfahren zu haben, was das Leben unter Kals ehernem Gesetz bedeutet, würde keine Seele die Größe und Barmherzigkeit Sat Purushs wirklich schätzen können. Wer nicht durch die Finsternis gegangen ist, wird das Licht nicht in vollem Umfang zu schätzen wissen. Diese Welt, in der jeder nach dem Glück sucht, ohne es jemals zu finden, ist also das Prüffeld, wo die Seele hinsichtlich ihrer Eigenschaften auf die Probe gestellt wird. Ohne Kal würde der Mensch keine Furcht kennen und sich in der Vergänglichkeit des Seins verlieren, ohne auch nur im geringsten an eine höhere Macht gedacht zu haben. Durch Schicksalsschläge, Verdruß und Leiden gezwungen, die ihm Kal verdientermaßen auferlegt, als Folge seiner eigenen Taten in vorigen Leben, sucht er einen Ausweg.

Sobald diese Phase erreicht ist, hat der Mensch sein Training hier vollendet und ist reif für die Beförderung in höhere Ebenen. Der Zweck des Bösen ist daher, den Geist eines jeden Menschen von seinem Unrat zu reinigen. Von oben gesehen ist das Böse nur verdunkeltes Licht, ein Schatten, der verschwindet, sobald Licht strahlt, das alles erhellt; denn wo nichts als Licht herrscht, gibt es auch keinen Schatten.

»Wie kam das Böse in diese Welt, wo doch Gott, der Schöpfer, durch und durch Liebe und Güte ist?« wurde der Meister Sawan Singh gefragt. »Das Böse ist ein Teil des Naturgesetzes«, war seine Antwort. »Es stand auf dem Programm von dem Augenblick an, als die Zeit begann.« »Wer erschuf Satan? Ist er nicht ein Engel, und wurde er nicht von Gott erschaffen?« »Alle Dinge sind durch Ihn gemacht, und ohne Ihn ist nichts gemacht, was gemacht ist«, so steht es im Johannesevangelium (1, 3). Ego ist das Gefühl, das Bewußtsein der eigenen Existenz, von Gott getrennt. Es ist das »Ich« und das »Mein« im Menschen. Diese »Ichheit« ist die Wurzel allen Verhaftetseins und die Mutter alles Bösen. Aus der »Ichheit« oder den Gedanken von der eigenen Existenz, abgesondert vom »All-Einen«, wird die »Meinheit« geboren, der Besitzinstinkt. Wir wollen alles »uns zu eigen« machen mit dem Ergebnis, daß Wetteifer, Zank und Streit entstehen. Dann binden uns Verhaftetsein, Liebe und Zuneigung an die Objekte, die wir »mein eigenes« nennen, und verdüstern unser Unterscheidungsvermögen . . . *und* so sind wir gefangen im Spinngewebe von Eifersucht, Gier, Zorn und Haß, alles Übel, die aus Unwissenheit geboren sind. Wann wurde dieser Gedanke von der eigenen Existenz im Menschen geboren? Als die Seele von Sachkhand getrennt wurde, diesem rein-spirituellen Bereich von Energie, Licht und Glückseligkeit; als sie in die vierte Region gelangte und sang: »Das bin ich, das bin ich«. Von all den Wassermassen umgeben, fühlt sich kein Tropfen getrennt vom Ozean. Es geschah in der vierten Region, daß die Seele mit ihrer ersten Hülle versehen wurde. Diese Gedanken des Getrenntseins bringen alles Leid mit sich. Wir waren Gott, als es noch kein »wir« gab. Das »Ich und Mein« haben die Ketten geschmiedet, die die freigeborene, unabhängige Seele an die Erde und die irdischen Dinge bindet.

»Dem Griff Kals entkommt kein Mensch«, schreibt Swami Ji. »Dann erfüllte Mitleid das Herz von Sat Purush Dayal, dem Barmherzigen, und im Kali Yuga, dem Eisernen Zeitalter, in dem wir uns jetzt befinden, kam Er selber in diese Welt in Gestalt seiner Heiligen. Allen Menschen überbrachte Er seine Botschaft und machte ihnen das Geheimnis der höchsten Region, Sat Lok, bekannt, doch sehr selten schenkte Ihm jemand Glauben. Diese wenigen aber nahm Er mit sich und brachte sie nach Sat Lok.«

Es ist weder die Aufgabe der Heiligen, diese Welt zu verbessern, noch sich in weltliche Angelegenheiten einzumischen – wie Gottesdienstpraktiken, soziale Angelegenheiten oder die persönlichen Angelegenheiten der Menschen. Sie überlassen die Verwaltung des gesamten Universums Kal und seinen Mannen; die Heiligen jedoch sind die Kaiser. Wenn es nötig ist, daß ein Land oder Landstrich von einer Katastrophe heimgesucht werden muß, holt einer von Kals Mannen die Zustimmung der Heiligen ein; diese mischen sich meistens nicht ein. Ihre einzige und schwierige Aufgabe besteht darin, markierte Seelen aus diesem Menschenleben zu erlösen und zu Gott zurückzubringen. Obwohl ihnen das Wirken von Wundern nicht gestattet ist, geschehen diese sozusagen ganz natürlich, wie es viele Menschen feststellen können, die unter ihrer besonderen Obhut stehen. Das größte Wunder jedoch, das sie vollbringen, ist, daß sie Satsangis bei ihrem Tod dem Urteil Kals entziehen und für sich selbst beanspruchen.

»Sie können hier Bücher lesen und Fragen stellen«, hatte mir Maharaj Ji gesagt. Vielleicht hatte ich nicht genug gelesen, denn die Fragen überstürzten sich. Jeden Abend stellte ich meine Batterien zusammen und nahm ihn unter Beschuß. Das geschah bei den Abendsatsangs im großen Saal des Obergeschosses eines der Gästehäuser, wo sich etwa achtzig Ausländer schon rechtzeitig trafen, um sich nach Möglichkeit einen guten Platz in den vorderen Reihen zu sichern. Punkt sieben Uhr kam Maharaj Ji gutgelaunt hereingeschritten, die Hände in der Tasche seiner langen grauen Hausjacke, die am Revers, Saum und Ärmelaufschlag mit Blattranken bestickt war. Weite, weiße Hosenbeine schauten darunter hervor; auf seinem Haupt trug er den blaßgelben Turban. Er erwiderte unser »Radha Soami« mit gefalteten Händen, schritt die paar Stufen zu einem niedrigen Podium hinauf und ließ sich, nachdem er uns alle nochmals mit gefalteten Händen begrüßt hatte, dort in einem Lehnstuhl nieder, flankiert von zweien seiner Mitarbeiter: rechts von ihm der achtzigjährige Divan Sahib, früherer Sekretär des Meisters Sawan Singh, eine kleine untersetzte Gestalt in schwarzer Kleidung, einem weißen Turban und großer Brille, durch die er uns mitunter grimmig und belehrend anschauen konnte. Links Professor Bhatnagar, mager, mittelgroß, mit grauer Astrachanmütze über einem asketischen Gesicht, das sich gelegentlich zu einem beinahe bübischen Lächeln entspannte. Er war es, der oft klare Darlegungen von Mystikern wie Kabir, Paltu und anderen gab, während Divan Sahib manchmal anstelle Maharaj Jis eine Frage beantwortete – besonders, wenn es um Dinge aus der Zeit der Großen Meisters ging.

Hinter ihnen stand eine Stehlampe und vor ihnen eine Reihe Kassettenrekorder, die Satsangis aufgestellt hatten, um Maharaj Jis Antworten festzuhalten. Eine heimische Szene, die eine vertrauliche, entspannte Atmosphäre schuf, in der auch herzlich gelacht wurde, wenn Maharaj Ji wieder einmal eine spitze Bemerkung machte. Langsam wanderte sein lächelnder Blick über die versammelte Runde; er machte seine stereotypen Gebärden, wie eben mal mit dem Zeigefinger entlang der Nase zu reiben oder mit Daumen und Mittelfinger den Schnurrbart zurechtzustreichen, und fragte: »Irgendwelche Fragen?« Sofort erhob ich meine Hand. Die Fragen hatte ich – im voraus gut formuliert – niedergeschrieben und feuerte nun meine Salven ab. Seine Antworten waren in meinem Fall stets kurz, gefolgt von kleinen Pausen zum Nachdenken. Es war, als ob er sagen wollte: »Deute es nur selbst!« Manchmal sagte er nur ein einziges Wort, z. B. als ich fragte (ich kannte den Unterschied zwischen einem Guru und Satguru nicht): »Beim Tode erwartet der Guru den Satsangi, um ihn vor dem Zugriff von Kals Helfern zu retten. Aber was geschieht, wenn man, Euch mitgezählt, drei Gurus hat? Wartet da *einer* auf einen oder gleich alle drei?« »None«, erwiderte er, »kein einziger!« Das klang so komisch, daß ein homerisches Gelächter ausbrach.

So ausführlich wie der Große Meister über den Fürsten dieser Welt sprechen konnte, so wenig ließ Maharaj Ji sich über ihn aus. »Warum darüber nachgrübeln? Er ist eine Macht, unser eigenes Denken! Kal ist universaler Geist. Fragt Dinge, die des Vaters sind und nicht diejenigen dieser Welt! Ich begreife nicht, warum man sich damit so ausgiebig befaßt!« Er begriff es natürlich sehr wohl, wollte aber bezwecken, daß ich meine Aufmerksamkeit dem Positiven zuwenden sollte. »Sei praktisch, übe dich in Simran und Meditation, volle zweieinhalb Stunden und mehr, und Kal hat nichts mehr zu melden«, war der Sinn, der durch beinahe jede seiner Antworten hindurchschimmerte.

Wie positiv seine Reaktion auf mein Sperrfeuer war, erkannte ich erst viel später, als mir zu meinem Erstaunen nicht nur einer, sondern vier, fünf Zuhörer versicherten, daß sie meine Fragen mit

Interesse verfolgt hatten, weil die Blitzantworten Maharaj Jis auch ihnen zu tieferer Einsicht verholfen hatten. Zum Schluß bat mich eine Dame, hinter ihr Platz nehmen zu wollen. »Weshalb?« fragte ich verblüfft. »Weil«, antwortete sie, »wenn Sie Ihre vielen Fragen stellen, Maharaj Ji Sie manchmal länger als dreißig Minuten ununterbrochen anschaut . . . Ich würde auch gern ein bißchen am Darshan teilhaben« . . . Darshan? Ich hatte im Feuer der Fragen und Antworten keinen Augenblick daran gedacht, während mich Maharaj Jis Munition schon längst in Brand geschossen hatte. Starke Schwingungen pflanzten sich vom Zwerchfell bis zum Hals fort. Wellen nennt man sie in Indien, die aus dem Ozean des Sonnengeflechts gegen die Felsen des Kehlkopfes schlagen. Als ich ihn später beim Sewa fragte, was die Vibrationen zu bedeuten hätten und ob ich versuchen sollte, sie nach Tisra Til zu steuern, sagte er lächelnd: »Solche Dinge sollten Sie nicht analysieren, Bruder!«

Ich hatte mir nicht vergegenwärtigt, welch ein Segen solch vielfältiger und langewährender Darshan wohl bedeutete, eine Kraft nämlich, gegen die sich kein Fürst der drei Welten behaupten kann.

Bhandara

Steh' auf, und geh' zur Bhandara!
Im Bett zu bleiben,
ist die Mutter von siebzig Teufeln.

Frei nach Rudyard Kipling

Sie kamen zu Tausenden und Abertausenden die »Grand Trunk Road« entlang, die große Heerstraße, die von Peshawar in West Pakistan an Beas vorbei nach Kalkutta führt, sich bei Alighar teilt, um südwärts Bombay zu erreichen. Hindus, Moslems, Christen, Jains und Sikhs, alle Kasten und Gesinnungen durcheinander. Pathanen aus den Bergen, Bewohner des Vorgebirgslandes rund um das Kangra- und Kulutal mit ihren Filzhüten auf dem Kopf. Bauern und Städter aus der Gangesebene, sogar Handwerker aus dem fernen Bihar, den traditionellen blauen »Dothi« um die Lenden gewickelt; bärtige Sikhs aus den Dörfern und Städten des Punjab. Sie kamen zu Fuß, der Mann mit Stock voraus, die Frau hinterher, ein Kind auf der Hüfte; sie kamen mit Fahrrad, Ochsenkarren, sie quollen aus Tongas, pferdebespannten Karren mit Planen; sie kamen mit Traktoren, die offenen Anhänger bis zum Bersten besetzt. In mit Bougainvilleas geschmückten Bussen kamen die Rajasthani, die Frauen in grellroten und gelben Saris, vom Handgelenk bis zum Ellbogen mit silbernen Armreifen bestückt; die Männer mit Turban, der sich bei vielen wie eine ineinandergedrehte purpurne oder orangefarbene Schlange ausnahm. Motorräder flitzten dazwischen hindurch, besetzt mit jungen Leuten in europäischer Kleidung, einen Freund oder eine Frau mit flatternder Kleidung auf dem Doppelsitz. Zug um Zug stürzten sich die Menschenmassen in allen Regenbogenfarben auf den Bahnsteig des kleinen Beas-Bahnhofes, und alle strömten durch das breite Eingangstor in die Dera hinein, suchten sich einen Platz im »Indian Guesthouse«, im »Sadhu Ashram«, in den umliegenden Häusern, oder sie kampierten im Freien.

Jährlich gibt es vier Bhandaras. Immer an zwei aufeinanderfolgenden Tagen: Anfang April sowie Ende Juli, Ende Oktober und

Ende Dezember, anläßlich der Todestage von Baba Ji, Sardar Bahadur und Sawan Singh sowie des Geburtstages des letzteren. Eine Bhandara ist ein religiöses Fest, bei dem Gratisverpflegung ausgeteilt wird. Esoterisch gesehen bedeutet es nicht die Versammlung von Menschen, sondern von Seelen, die gemeinsam das Fest des Allerhöchsten Geistes feiern.

Im großen Satsanghar war dieses Jahr nicht genug Platz, da die Anzahl der Teilnehmer auf vierhunderttausend geschätzt wurde. Auf einem freien Feld am Südende der Dera wurde für die Satsangs ein Podest errichtet, das für Maharaj Ji vorgesehen war; von hinten war es über eine kleine Treppe zu erreichen. Von dort wogte das farbige Dach eines an beiden Seiten offenen »Shamianas« etwa dreihundert Meter nach Süden, ein Zeltdachkoloß zum Schutz der Sucher und Satsangis gegen Sonne und Regen. Schon Tage zuvor sah man Freiwillige auf der Erde sitzen, die damit beschäftigt waren, große Stoffteile mit gelbroten und orangefarbenen Motiven mit Seilen aneinanderzuknüpfen. Durch kurze Pfähle seitlich verankert und mehrere Reihen langer Pfähle in der Mitte getragen, breitete sich das Dach allmählich bis zum weit entfernten Ende aus, von wo aus der Meister auf dem Podium gerade noch als weißer Fleck zu sehen war. Sobald der Shamiana fertig war, lagerten sich Hunderte auf dem mit Jute und Teppichen bedeckten Boden. Sie schliefen da, wuschen sich kaum, damit ihnen die vorderen Plätze, wo man Maharaj Ji aus ziemlich kurzer Entfernung sehen konnte, nicht weggeschnappt würden. Durch die Mitte verlief ein Gang, gegen das Drängen der Massen mit Geländern versehen. Die Sitzbereiche links und rechts, für Männer und Frauen gesondert, waren nochmals durch Gänge unterteilt. Ganz vorne war der Platz für Ausländer vorgesehen, die von weit her mit dem Flugzeug angereist waren.

In der Langar, der Riesenküche, werden Tag und Nacht auf runden Eisenplatten mit in den Boden eingelassenem Feuerloch »Chapatis« zubereitet, eine Art Pfannkuchen, die den Hauptbestandteil der nordindischen Mahlzeit ausmachen, neben Curry mit Kartoffeln und Gemüse. Auch im »Bhojan Sala«, einem billigen Restaurant für jene, die nicht in langen Reihen im Langar auf Verpflegung warten wollten, am Früchte-, Buch- und Fotostand ging die Arbeit ruhig und ohne Hast voran, so wie man es auch erwarten würde. Pünktlich am großen Tag, dem 1. April, war alles fertig, genau organisiert und inszeniert durch einen Ex-Brigadegeneral, dessen Aufgabe im letzten Krieg mit Pakistan ebenfalls die Versorgung war.

Unter dem Shamiana war alles bis zum letzten Platz besetzt, weitere Hunderte saßen außerhalb auf freiem Feld; die Menge wartete auf Maharaj Jis Ankunft.

Unterdessen sang ein »Pathi« seine melodischen Hymnen. Ein Seufzer ging durch die Menge, als der Meister, weißgekleidet, auf dem Podium erschien. Er setzte sich auf ein Kissen; rechts von ihm, etwas niedriger, ein alter, bärtiger Mann, ebenfalls in Weiß; es war der Heilige von Taran Taran. Zwei leuchtende Gestalten hoben sich so vom dunklen Hintergrund ab.

Maharaj Ji verbeugte sich tief bis auf den Boden vor dem Sangat, eine Gebärde, die mich immer wieder rührte, und sprach zwei Stunden in Punjabi, ohne zu stocken, ohne rednerische Allüren. Seine Rede unterstrich er mit einer einzigen treffenden Gebärde. Der fließende Wortstrom wurde hie und da unterbrochen durch den Gesang des »Pathi«, der dem Text offenbar noch mehr Nachdruck verlieh. Nur die Stimme des Meisters und des »Pathi« waren jeweils zu hören. Keinerlei Geräusch kam aus der Menge, die bis zum Ende in Totenstille zuhörte. Der Inhalt des Textes entging mir. Ich versuchte, mich auf sein Gesicht zu konzentrieren, und als auch das mißglückte, verbrachte ich die Zeit mit Simran. Am esoterischen Gedanken des Festes hatte ich keinen Anteil. Ich stand unter dem Eindruck der Masse; einige Frauen schienen in Ekstase zu sein, die sogar noch anhielt, als die Massen den Platz verließen – einschließlich der vielen Kinder, die die ganze Zeit neben Mutter oder Vater gesessen hatten, ohne zu stören. Als ich später einen Film über diese Zusammenkunft sah, war darauf ein Mann in Weiß zu sehen, der, in unserer Mitte stehend, Licht ausstrahlte. Kein Trickbild! Was ich selbst nicht wahrnehmen konnte, wurde durch die Kamera festgehalten.

Mittags genoß ich den »Mitti Sewa«, falls genießen das richtige Wort ist, wenn man, schwitzend, in einer großen Staubwolke, die über dem Terrain hing, in dichten Reihen, den Korb Sand auf dem Kopf, die Anhöhe erklimmt, um die Last unter dem Ausruf »Radha Soami« mit langer Betonung auf dem zweiten »a« in die Schlucht zu kippen, von deren Gegenseite Maharaj Ji von einem Hügel aus das Schauspiel beobachtete. Ich genoß die Eintracht und Brüderlichkeit, die während des Festes die Hunderttausende um mich herum, die aus allen Weltteilen und Gesellschaftsschichten kamen, beseelte. Ich freute mich über den Sergeanten mit dem roten Turban und den langen Wimpern, meinen Freund »Bavek«, der den Grabenden gebot, nicht vier, sondern nur zweieinhalb Schippen Sand in meinen Korb zu laden, weil ein »Baba«, der ich war, keine schwere Last tragen könne, und über einen achtjährigen Jungen mit glänzenden Augen aus dem Kangratal, zu Recht »Om Prakash«, »Licht von Aum« geheißen, der meine Hand festhielt und nicht mehr von meiner Seite wich. Als ich Sand in meine Augen bekam, stieg er auf einen großen Stein und versuchte vorsichtig, die Sandkörnchen mit meinem Taschentuch zu beseitigen. Eine Gruppe stark gebauter Kleinbauern nahm uns in die Mitte; sie nannten mich »Bhai«, Bruder, und zerrten mich keuchend den Hügel hoch, wobei sie ein Lied aus Haryana sangen. Zusammen mit einem Funker der indischen Marine, einem Australier und einem Südafrikaner stiegen wir wieder hinab, während im Vorbeigehen mein Freund Sam, ein wuchtiger Schwarzer aus Kalifornien, von seiner schweren Last beinahe erdrückt, mir zurief: »The bastards, they got me!«, sie haben mich drangekriegt, die Kerle! . . . In diesem Gewimmel von Farben und Glitzer vom Goldlamé der Sariborten stand auf einer Insel, an der zwei Ströme von Sewadaren vorüberfluteten, ein Greis, der auf die Schuhe und Sandalen aufpaßte, die um ihn herum ausgebreitet lagen. Etwas weiter, in einem Strudel von rotierenden Menschenmassen, teilte ein altes Mütterchen mit einem Schöpfer Wasser aus einem Tank auf Rädern an die vielen Durstigen aus. Schlangen von Rajastanifrauen, in rot und gelb, mit weiten blauen und grünen Röcken, kamen mit leeren Körben zurück, lachend oder laut plaudernd. Ich sah auch einen Vater mit einem kleinen Mädchen an der Hand, das auch Sewa leisten wollte und ein ganz kleines Eimerchen mit Sand trug. Eine Frau mit Holzbein, munter ihre Last tragend, erklomm mühsam den Hügel. Es war eine biblische Szene, ein Fest schillernder Farben, von Hunderttausenden, die auf diese Weise ihrem Guru huldigten. Eine einzige Gestalt beteiligte sich nicht am Sewa. Sie stand abseits des Gedränges am Rande der Schlucht. Sie war, wie es schien, ein einfältiger Mensch, ein Junge, nicht älter als sechzehn, der in der sengenden Hitze ohne Kopfbedeckung und mit gefalteten Händen unaufhörlich auf Maharaj Ji blickend verharrte, der sich weit weg auf der anderen Seite aufhielt . . .

Wir planten, nach dem Abendessen im Gästehaus die »Langar« aufzusuchen, zusammen mit dem jungen Funker der indischen

Marine, mit dem wir während des Sewa Freundschaft geschlossen hatten. Raja erwartete uns am Gartentor und schlug vor, erst eine Tasse Kaffee im »Bhojan Sala«, dem zur Dera gehörenden Restaurant zu trinken. Dort erzählte er, daß er jährlich während seines Zweimonatsurlaubs mit Frau und Kind nach Beas komme, um freiwillig Küchendienst zu leisten. In seiner Freizeit hatte er Geschichte an der Universität Chandigarh studiert und dort seinen »Master degree« erworben. Infolgedessen war er der rechte Mann, der unsere Frage nach dem Ursprung der Langar beantworten konnte.

Guru Nanak, der erste der zehn Sikhgurus, legte zu Beginn des sechzehnten Jahrhunderts den Grundstock dieses Systems der Wohlfahrtsküche. Es wurde durch seinen Nachfolger Guru Angad (1504-1552) weiter ausgebaut und für immer festgelegt. Dieser legte die Organisation in die Hände seiner Frau, Bibi Khevi. Nicht nur, daß arme Leute das ganze Jahr über kostenlose Mahlzeiten bekommen konnten, es war zugleich ein geeignetes Propagandamittel, um die Lehre der Gurus zu verbreiten, die gegen die Vielgötterei der Hindus mit ihren 330 Millionen Göttern zu Felde zogen, ebenso gegen das starre Kastensystem und die Tyrannei der Brahmanen, die das Volk bewußt dumm hielten, um es desto besser ausbeuten zu können. Guru Angad predigte in der Volkssprache, nicht in Sanskrit, das niemand verstand; er entwarf eine eigene Schrift, »Gurmukhi«, um das Volk zu emanzipieren, und stellte sogar eine ABC-Fibel für Anfänger zusammen. Sprache und Schrift verstärkten das Band zwischen seinen Anhängern, die sich in einem »Sangat« zusammenschlossen, der gemeinsam die Kosten für die Wohlfahrtsküche trug. Nun konnte man einen Brahmanen neben einem Paria sitzen sehen, alle Gesellschaftsklassen in Brüderlichkeit vereint. »Kommt mit«, sagte Raja, »und seht es euch mit eigenen Augen an.« Auf dem Weg zum Küchenbezirk erzählte er auch, wie Guru Angad sowohl für geistige als auch für körperliche Entwicklung eintrat und strenge Disziplin verfocht.

In der Langar wird von sechs bis elf Uhr abends Essen ausgeteilt, doch auch wer später kommt, erhält noch immer etwas. Für die Helfer gilt Disziplin; die Gäste sind ungebunden. Beim Eintreten nimmt man aus den vielen Holzregalen einen Becher und einen großen Kupferteller, einen »Thali«, den man später gespült zurückstellt. Die Sandalen läßt man draußen und nimmt in einer der vielen langen Reihen auf dem Erdboden Platz, vor denen Schilder mit großen Nummern befestigt sind. Frauen und Kinder sitzen getrennt von den Männern. Wenn die erste Schicht komplett ist – das sind z. Zt. mehr als siebentausend Mann –, erscheint Maharaj Ji. Er bleibt kurz am Eingang stehen, hebt die Hände zur Stirn für ein kurzes Gebet, wirft einen Blick auf die Chapatis, die er schon vorher gesegnet hat, und geht, während es rundum still ist, die Reihen entlang, wo sich jeder vor ihm verbeugt. Diesen Gruß beantwortet er jedesmal mit einem »Radha Soami«. Sobald er verschwunden ist, bricht ein Gewirr von Stimmen los, und ein Heer junger Sewadare, die meisten in Kurta und Pyjamahose, strömt barfuß in langer Reihe mit kleinen Wagen, Schöpfkellen und Eimern aus der Küche heraus. Als wir, nachdem wir uns unserer Sandalen entledigt hatten, hineinschauten, war der Betrieb in vollem Gange. Wir sahen einen nach allen Seiten offenen »Schuppen«, schätzungsweise siebzig Meter lang und vierzig Meter breit unter einem riesigen Satteldach. An Eisenträgern der Bedachung wälzten zahllose Ventilatoren die Luft um, und Neonröhren strahlten kaltes, weißes Licht über der Menschenmenge aus, die dessenungeachtet in Feststimmung schwelgte. Durch einen Lautsprecher rief eine Unteroffiziersstimme: »Reihe achtundzwanzig, achtundzwanzig, setzen in Reihe achtundzwanzig!« Und Wartende ließen sich auf den freigewordenen Plätzen nieder. Es war ein Vergnügen zu sehen, mit wieviel Hingabe und Freude die Sewadare ihre Arbeit verrichteten, den Eimer in der einen Hand, die Schöpfkelle in der anderen, mit der sie rhythmisch und schnell Dal, Erbsenbrei, Gemüsecurry, Reis und Pickles austeilten. Diesem Ballett setzten zwei junge Männer die Krone auf, die eine Wanne mit Fladen hereinrollten – in diesem Falle nicht die gewohnten »Chapatis«, sondern, weil sie gesegnete Speise waren, »Prashadas« genannt. Einer reichte die »Prashadas« heran, der andere teilte sie mit zusammenfließender Bewegung aus: Eins, zwei, drei, vier – die Wanne rollte weiter, eins, zwei, drei, vier, bis ans Ende der Reihe und wieder ein kurzer Trab zurück in die Küche, um neuen Vorrat zu holen. Dann kamen zwei Wasserträger an, ein langer mit rotem, ein kleiner mit blauem Turban; der lange hielt den Eimer in der Hand, der kleine füllte den ihm zugereichten Becher oder fragte ganz lieb: »Pani, Bhainji?« – »Wasser, Schwester?« oder »Pani, Wirji?« – »Wasser, Bruder?« Und jeder fand Gefallen an dem kleinen Blauen, der behende mit den Bechern manövrierte und selten einen Tropfen verschüttete . . . Darüber hinaus, daß man hier noch schnell und ordentlich bedient wurde, konnte man sitzen bleiben, langsam essen und um Nachschlag bitten, soviel man wollte. Nie wurde man kritisiert oder zurechtgestaucht . . . Da schallte es: »Reihe dreiundfünfzig, setzen in Reihe dreiundfünfzig.« »Sollen wir uns etwas Halwa nehmen?«, fragte unser junger Freund. Wir setzten uns mit gekreuzten Beinen inmitten der Männer auf den Erdboden, voller Erwartung, wie die Süßspeise wohl schmecken werde. Sie war süßer als süß, so zuckersüß, daß ich froh war, eine Apfelsine aus einem Korb zu bekommen, den ein freigebiger Bauer dem Sangat geschenkt hatte. Sobald wir aufstanden, nahmen andere unsere Plätze ein. So ging es den ganzen Abend weiter. Das Essen wurde niemals knapp . . . Am Ausgang drehte ich mich um, um dieses Bild nochmals in mich aufzunehmen. »Alle aßen sie und wurden satt«, und wir waren Zeugen der Speisung der Vierhunderttausend und glaubten an das Wunder mit den Broten, das sich hier tagtäglich wiederholte . . . (Matth. 14, 20)

Es war Vollmond. Hand in Hand, wie es sich für Freunde geziemt, wandelten wir durch die Dera, an hellerleuchteten Buch- und Früchteständen vorbei, wo noch viel Umtrieb herrschte, und kauften ein paar Früchte, die Raja unbedingt bezahlen wollte. »Falls ich jemals nach Europa kommen sollte, darfst du bezahlen. Aber warum sollte ich dorthin gehen? Sonne und Mond sind doch überall gleich!« Das hatte ich noch nie aus dem Mund eines jungen Inders gehört, denn größtenteils sind sie »craze of foreign«[12], wie es heißt. Mandarinen schälend wandelten wir weiter. Niemand dachte ans Schlafen, obgleich normalerweise in der Dera die Lichter um 21 Uhr gelöscht werden. Auf dem Kinderspielplatz jauchzten die kleinen Punjabis auf Schaukeln und Karussels, vorwitzig mit Turban oder das lange Haar zu einem Knoten auf dem Scheitel gedreht und mit einem Taschentuch umwickelt. Am Waschplatz mit seinen endlosen Reihen von Wasserhähnen wuschen die Frauen Kleider; die Männer wuschen sich Hände, Gesicht und Füße. Wir schauten durch die Fenster der kleinen Häuser rund um das »Indian Guesthouse«, in Räume, in denen wohl drei Familien, Männer, Frauen und Kinder auf zehn Matratzen kampierten. Mit lauter Stimme – denn kein Inder spricht leise – erzählte man sich den Tagesablauf. Lärm scheint im Osten niemanden zu stören. Wir jedoch suchten die Stille, verließen den bebauten Komplex, gingen nordwärts an einer Gruppe Bäume vorbei zum Ende der Dera, um von dort aus die Aussicht auf den Fluß zu genießen. Als wir durch das offene Tor hinaustraten, trafen wir etliche Männer, die sich unterhielten, wohl nicht laut, aber immerhin plauderten sie! In Richtung Süden an der Außenseite der Mauer entlanggehend, gelangten wir endlich an einen Fleck, wo kein Geräusch zu uns drang, und wir setzten uns dort nieder.

Hinter morastigem Land mit dunklen Schilfbüschen blinkte in der Ferne der Fluß, der 326 Jahre vor Christus während eines wochenlangen Monsunregens so weit über die Ufer getreten war, daß er Alexander den Großen zum Stillstand zwang und ihn davon abhielt, Indien zu erobern. Er hatte gehofft, den Fluß Okeanos zu erreichen, den Ozean, der nach Angaben seines Lehrmeisters Aristoteles bald dahinter liegen sollte. Andere behaupteten, daß seine Heere des Kriegführens müde waren und nach Hause wollten. Drei Jahre später starb er. Seinen Leichnam, so die Sage, ließ er mit offenen Handflächen auf der Bahre liegend an den Soldaten vorbeitragen, um ihnen zu zeigen, daß er mit leeren Händen von dieser Welt gegangen war, er, der die halbe Welt erobert hatte, um endlich den »Ozean« zu sehen.

Vor 80 Jahren floß der Beasfluß fast in Höhe der heutigen Dera entlang, zog sich aber aus Ehrerbietung vor dem Satguru, wie der Volksmund sagt, zwei Kilometer nach Osten zurück.

Es war wundervoll still, eine sanfte Brise wehte über uns hin . . . aber was waren das für Gerüche, die in meine Nase drangen? Kein Räucherwerk aus Arabien. Im Mondlicht gewahrte ich geisterhafte, gebückte Gestalten, die das freie Feld den Aborten der Dera vorzogen. Keine Ermahnung Gandhis konnte die Inder jemals davon abhalten, am liebsten zu zweit »Bidis«[13] rauchend dem Drang der Natur Folge zu leisten, von Cape Comorin im Süden bis Gilgit in Kashmir.

Wir eilten zurück und brachten Raja zu dem Traktoranhänger, worin er mit seinen Schwiegereltern kampierte. »Kein Sewa morgen nachmittag«, befahl er, »wir gehen alle nach Ghoman, dem Geburtsort von Baba Ji, und ihr kommt mit uns. Ja? Dann schlaft gut und Radha Soami.«

Am 2. April, dem Todestag des Meisters Sawan Singh, war die Menschenmenge, die am Satsang teilnahm, noch größer als am Vortage. Nun saßen auf dem Feld hinter dem Shamiana ungezählte Tausende, wie die Sardinen eng aneinandergepreßt. Sewadare sorgten für strenge Ordnung, verhalfen z. B. einer alten Frau zu einem besseren Platz mit einer Hilfsbereitschaft, die ich in Indien nirgendwo antraf, außer in Ashrams oder in Gemeinschaften, in denen man aufeinander angewiesen ist. Draußen, im normalen Leben, ist die Härte und Rücksichtslosigkeit, die den Mitmenschen widerfährt, himmelschreiend. Der Grund dafür ist darin zu sehen, daß die Armut und die Anzahl der Hilflosen in diesem Land so übermäßig groß sind. Man muß sich tatsächlich mit einer dicken Haut versehen und als Blinder durch die Menge gehen, weil der Anblick dieses Elends sonst nicht mehr zu ertragen ist. Ein Paradebeispiel für diese Blindheit war ein Inder, der mir am selben Tag versicherte, daß sein Land keine Armut kenne. Die fünf Millionen Bettelmönche hätten ein gutes Leben und säßen mittags im Kino. Der neueste Fünfjahresplan in Indien (1978–1983) erwähnt jedoch, daß die Hälfte der Bevölkerung, etwa 290 Millionen Menschen, unter dem Existenzminimum lebt. In Geld ausgedrückt: 55 Rupien monatlich oder höchstens DM 16,–! Aus diesem Grunde sind die vier Bhandaras ein Fest, auf das sich all diese Menschen freuen. Die Dera ist für sie der Himmel auf Erden.

Im Gegensatz zu dem Radau, den sie gestern abend machten, saßen und lauschten sie mit ergebener Aufmerksamkeit der Stimme Maharaj Jis, die, durch Lautsprecher verstärkt, überall zu hören war, während man ihn kaum sehen konnte. Sie saßen unbeweglich in einer Ruhe, die anderthalb Stunden anhielt; es war eine grandiose Huldigung an Sawan Singh, den Großen Meister.

Durch den unerwarteten Besuch seiner amerikanischen Freunde wurde mein Zimmergenosse daran gehindert, den Ausflug nach Ghoman mitzumachen. Rajas Schwiegervater, ein unverfälschter Rajput der Kriegerkaste, die hartnäckig Widerstand gegen alle Eindringlinge geleistet hatte, egal, ob es Mogulkaiser oder die Engländer waren, saß auf dem Sitz des Traktors. Er war ganz in Weiß gekleidet, nebst weißem Turban, aus dem das steife Stoffende stolz wie ein weißer Hahnenkamm herausragte. Er hatte eine wilde Vergangenheit hinter sich, war seit vier Jahren Satsangi, trank nicht mehr und unterhielt einen Bauernbetrieb im östlichen Teil des Punjab. Selbstverständlich sah er auch mich als Familienmitglied an und bestand darauf, keinen Einspruch duldend, daß ich morgen mit ihnen ziehen sollte, um eine Woche lang sein Gast zu sein. »Es tut mir leid, Bruder«, versicherte ich ihm, »ich kam aber Maharaj Jis wegen hierher«. Gegen dieses Argument konnte er wenig einwenden. Er ließ ein gefährliches Brummen vernehmen und warf den Motor an.

Mit einer Stundengeschwindigkeit von zehn Kilometern und unter dem Rattern der Traktorräder auf einem befestigten Weg rollten wir nach Norden. Im großen offenen Anhänger standen, hingen, saßen gut gezählt dreißig Personen: Männer, Frauen, Kinder, Familienmitglieder, Nachbarn und Gäste, alles Satsangis. Raja und ich saßen auf einer wattierten Decke in der Mitte. Rajas Frau stand bescheiden dahinter, einen Schleier um den Kopf; ihr Söhnchen schaute neugierig auf den einzigen weißen Mann. Wieder kam mir der Gedanke, daß ich, wie schon einmal in Algerien und Kambodscha, diese Menschen »kannte«, als Raja sagte: »Ich fragte mich schon, ebenso mein Schwiegervater, ob du nicht mein Vater in einem früheren Leben gewesen bist?« Ja, warum nicht? Der Mensch wird von einem Land ins andere geschickt. Man kommt durch sein Karma zusammen und geht dadurch wieder auseinander, wenn die Schuld getilgt ist.

Die Landschaft um uns herum war eben und fruchtbar, die Menschen waren Schwerarbeiter, tapfer, freigebig und großzügig. Jahrhundertelang waren fremde Völker über die fünf großen und vielen kleinen Pässe von Afghanistan und Persien in das Fünfstromland[14] eingefallen. Dort lagen seine natürlichen Grenzen, bis es 1947 in West- und Ostpunjab zwischen Pakistan und Indien aufgeteilt wurde. Große Schlachten hat man sich hier geliefert, Häuser in Brand gesteckt, das Volk ausgeplündert. Warum denn sparen, wenn der Besitz doch dem Feind in die Hände fällt? Daher rührt das Sprichwort: »Essen und Trinken ist unser, der Rest ist Ahmed Shahs.«

Durch die Anarchie auf politischer Ebene und den Verfall der Religion im 15. und 16. Jahrhundert war das moralische Niveau der Punjabis so sehr gesunken, daß Verrat und Urkundenfälschung, Betrug und Unmoral Hochzeit feierten. Bei den Hindus war die Frau ein Fußabtreter, bei den Moslems ein Vergnügungsobjekt. Trinken und Opiumrauchen waren an der Tagesordnung. Das revolutionäre Auftreten Guru Nanaks und seiner neun Nachfolger säuberte die Atmosphäre, dem in unserer Zeit die Radha-Soami-Mystiker folgten, die das Denken des wilden Volkes, dem Mord und Totschlag nichts Außergewöhnliches waren, in eine andere Richtung lenkten. In Anbetracht dieses Hintergrundes zeigte sich der Ausflug nach Ghoman in einem besonderen Licht. Hier nämlich zog eine Bauernfamilie, die in ihrem Dorf noch immer mit rebellischen Kastenmitgliedern zu kämpfen hatte, woran sie selbst auch nicht unschuldig war, erfüllt von Einigkeit und Bruderschaft am hohen Fest des Großen Meisters zum Geburtsplatz von Baba Ji. Es war keine Wallfahrt. Mit eigenen Augen wollten sie das Haus sehen, wo Baba Ji, der Gründer der Dera, als Bauernsohn zur Welt gekommen war, in einem Dorf, weitaus kleiner und armseliger als das ihrige. Das gibt den Menschen wieder Lebensmut!

Je näher wir der pakistanischen Grenze kamen, desto mehr Häuser hatten ein indo-islamisches Aussehen, mit der Betonung auf dem letzten Element. Kurz bevor wir nach Ghoman, einem unscheinbaren Dorf, hineinfuhren, sahen wir überrascht zu unserer Linken, innerhalb eines ummauerten Hofes mit kleinblättrigen Bäumen, einen schneeweißen, niedrigen, länglichen Block mit strengbetonten Türen, kleinen Fenstern und einem Flachdach, das eher afrikanisch aussah und in Algier zu erwarten gewesen wäre.

Entlang der Mauern lief ein Streifen rötlichen Pflasters in Schmuckmotiven. Als ich ein wenig Kalk abgekratzt hatte und sah, daß das Haus nicht aus Steinen, sondern aus Lehm gebaut war, hatte ich die starke Vermutung, daß der Geburtsplatz von Baba Ji durch seine Verehrer derart verschönt worden war und somit herzlich wenig mit dem Original zu tun hatte. Baba Jis Eltern waren arme Bauern. Um dieses Haus herum standen früher sicher Lehmhütten, die nun abgerissen waren, um für den geräumigen Hof Platz zu schaffen. Nach ein paar heftigen Monsunregen wird die graubraune Lehmfarbe wieder zum Vorschein kommen, die akkuraten Linien werden sich verwaschen und die Hütte wird von anderen nicht mehr zu unterscheiden sein. Die Türen waren zu breit, zu neu im Gegensatz zu der tristen, nackten Einrichtung der einzelnen Räume.

Der Platz, wo einst das Bett stand, in dem Baba Ji geboren wurde, war durch vier Punkte markiert. Wenn man sich hier in der vorgeschriebenen »Bhajan«-Haltung niederhockte, würde »Dhun«, die himmlische Melodie, kristallklar zu hören sein, so hieß es. Ich hörte nichts. Raja wohl, sagte er. An den Wänden war hier und da in Mannshöhe ein Holzstab angebracht, ein »Kili«, der als Kleiderhaken diente. Man sagt, daß Baba Ji sein langes Haar mit einer Schnur daran festband, um nachts während der Meditation nicht einzuschlafen. Das müßte allerdings zu einer Zeit der Fall gewesen sein, als er noch sehr jung war, da er schon als Fünfzehnjähriger nach Rishikesh und Agra zog; oder war es etwa in den Urlaubstagen seiner zweiunddreißigjährigen Soldatenzeit?

Durch die kleine Geschäftsstraße dieses armseligen Dörfchens schlendernd – zu meiner Verwunderung waren drei Schuhmacher eifrig bei der Arbeit – zerbrach ich mir den Kopf, wieso in diesem Weiler ein Vedantist gewohnt haben könnte, der Baba Ji Sanskrit lehrte und mit ihm die heiligen Bücher studierte. Am Ende der Straße befand sich eine »Gurdwara«, ein Sikhtempel, nach Namdev benannt, einem Heiligen aus dem 15. Jahrhundert, dem man zuschrieb, auch hier geboren zu sein.

Er machte sich jedoch davon, nachdem er einige Wunder vollbracht hatte. Man bereitete ihm Unannehmlichkeiten, indem man immer mehr von ihm erbat. Zwei Heilige in diesem letzten Winkel des Punjab! Bei näherer Nachforschung schien aber Namdev, ein Schneider, dessen Hymnen auch in den »Granth Sahib« aufgenommen wurden, eher südlich, in Maharashtra geboren zu sein. Er starb allerdings im Punjab. Vielleicht in Ghoman?

Nach meiner Rückkehr in den Hof wurde ich gebeten, ein Foto von einer hundertjährigen Frau zu machen, die noch durch Baba Ji eingeweiht worden war. Unter den Frauen und Mädchen, die sie umringten, befand sich eine Achtzigjährige mit imponierend männlichem Äußeren, eine weise Frau aus dem Himachal Pradesh, dem Gebirgsstrich des Punjab, die auf dem Anhänger mitgefahren war, »Bebeji«, von der ich später noch viel hören sollte. Sie »wußte« über uns, wie ich Rajas Familie treffen *mußte* und was die Zukunft bringen würde. Sie behielt recht.

Als wir am späten Nachmittag in die Dera zurückkehrten, machten sich schon viele Menschen auf den Heimweg. Das Hohe Fest war vorbei. Aus dem Fenster eines vorbeifahrenden Busses rief mir jemand etwas zu. Es war »Om Prakash«, der achtjährige Junge aus dem Kangratal. »Baba Ji, Baba Ji«, schrie er, »Sie waren nicht beim Sewa. Warum nicht?« »Ich war in Ghoman.« »Oh, wie schade! Kommen Sie nächstes Jahr wieder? Dann bin ich auch wieder da.« Lange winkte seine kleine Hand, und er rief, als der Bus um die Ecke bog: »Radha Soami, Radha Soami, Radha Soami . . . «

Fünf Tage lang nach der Bhandara wurden Inder im großen Satsanghar eingeweiht. Derart viele Anwärter baten um Einweihung, daß sie in Gruppen eingeteilt wurden, je nachdem, ob sie aus Delhi, Bombay, dem Punjab oder anderen Bezirken stammten: nach Ehepaaren, unverheirateten Männern und Frauen getrennt. Es war den Ausländern erlaubt, an der Feierlichkeit in kleinen Gruppen teilzunehmen.

Obwohl die Einweihung erst um neun Uhr begann, war der Satsanghar erheblich früher mit ein paar tausend Menschen gefüllt. Ein gigantischer Baldachin, gelb mit karminroter Musterung, wogte vom südlichen Wandelgang bis weit nach hinten. Auf ausgelegten Teppichen saßen die Ehepaare, durch einen Mittelweg von den anderen getrennt. Dies war der Tag der verheirateten Punjabis – die Frauen, einen Zipfel des Saris über den Kopf gezogen, die Männer selbstverständlich alle mit Turban, ein Zusammenspiel orientalischer Farben in einer dämmrigen Kathedrale ohne Altar, Heiligenbilder, Kerzenschein und Weihrauch. Ein Sonnenstrahl aus einem der Oberfenster warf einen goldenen Schein auf den gelbroten Baldachin und beleuchtete zwischen zwei Nähten hindurch grell einen markanten Männerkopf mit wildem Bart und Schnurrbart und schuf eine Stimmung, die mir unmittelbar Rembrandt ins Gedächtnis rief, mit dem Licht- und Schatteneffekt seiner alttestamentarischen Szenerien. Für Maharaj Ji war am Südende ein weißer Lehnstuhl aufgestellt. Wir saßen rechts von ihm auf niedrigen Klappstühlen oder auf dem Fußboden.

Er trat ein, grüßte alle mit gefalteten Händen, setzte sich und versank lange Zeit in tiefe Meditation. Danach führte ein Sewadar ein Ehepaar aus der vordersten Reihe vor Maharaj Ji. Er fragte alle, ob sie Vegetarier seien, weder Eier noch Alkohol zu sich nähmen. Als sie dies bestätigt hatten, sah er sie genau an, wandte sein Haupt nach links, zum Zeichen, daß sie angenommen waren. Nach rechts bedeutete abgelehnt. Ein einziger Blick des Satguru ist genug, um die Seele zu durchschauen. Wer angenommen war, bekam eine Nummer, gab Name und Adresse einem Sewadar an und durfte dann hinausgehen, um bei der Rückkehr die Nummer wieder abzuliefern. Mein Freund Walter und ich studierten die Charakterköpfe jener, deren Jugend schon lange vorüber war. Meldete sich einer mit imposantem, malerischem Äußeren, dann tippten wir »ja«, aber meistens wurde er abgewiesen. Einer von ihnen, ein älterer Mann ohne Turban mit struppigem Bart und schütterem Haar, der einem Apostel glich, begleitet von einem einfachen Mütterchen, lehnte sich heftig gegen Maharaj Jis ablehnendes Urteil auf. Er ließ sich auf die Erde fallen, wurde aber sofort von zwei beherzten Sewadaren an Armen und Beinen gepackt und nach draußen getragen, gefolgt vom Mütterchen, das ihnen kopfschüttelnd hinterherlief.

Obwohl sie sich erst am nächsten Tag unter den verheirateten Frauen meldete, die mit Zustimmung ihrer Gatten allein zur Einweihung gekommen waren, sei hier die Geschichte eines Mädchens berichtet, nicht älter als zwölf Jahre, das vor Maharaj Ji erschien. Er stellte ihr nicht die üblichen Fragen, sondern fragte lächelnd:

»Bist du verheiratet, Beti?«[15]

»Ja, Maharaj Ji.«

»Wo ist dein Mann?«

»Daheim geblieben, Maharaj Ji.«

»Welchen Beruf hat er?«

»Er ist Färber, Maharaj Ji.«

»Färbt er Stoffe?«

»Nein, Seelen, Maharaj Ji.«

»Seelen?«

»Ja, Maharaj Ji, er ist unser Vater im Himmel.«

Sie wurde als seltene Ausnahme angenommen, denn junge Menschen unter einundzwanzig werden nicht eingeweiht. Man muß erst trocken hinter den Ohren werden! Es wurde erzählt, daß sie »nach innen ging«, sobald sie »Nam« empfangen hatte.

Nach der lange andauernden Selektion trat eine Pause ein, während der die Sewadare mit dem Notieren der Namen und Adressen viel zu tun hatten. Maharaj Ji ging nach Hause und kam mit der Post zurück, die er sich mit seinem Sekretär vornahm. Sie saßen dazu auf der Terrasse des Satsanghar, die durch orangefarbene Tücher abgeschirmt war. Wir saßen um ihn herum, auf einem blau und umbrafarben gestreiften Teppich. Er ließ keine Minute ungenutzt verstreichen. Zeit ist kostbar. Nachdem wir wieder hineingegangen waren, hielt Maharaj Ji Satsang. Er sprach über die Bedeutung der Einweihung, über die damit verbundenen Instruktionen und darüber, daß eine eingeweihte Seele nicht mehr in die Evolution zurückfällt. Sie behält höchstens vier Leben lang die menschliche Gestalt und kann sicher sein, daß sie Sachkhand erreichen wird. Er sprach in Punjabi, das ich nicht verstehen konnte, aber vermutlich sprach er mit denselben einfachen Worten zu der Menge, mit denen sein Großvater sich an ein gleichartiges Publikum wandte, als er einmal über die Einweihung unter anderem folgendes sagte:

»Einweihung bedeutet etwa das gleiche, als wenn ein reicher Mann eines schönen Tages einem Bauern einen Sack voll Saatgut gibt. Dieser sät es auf seinem Acker aus und holt reiche Ernte ein. Es geht ihm nun besser, und darüber ist er so froh, daß er auch andere an seinem Reichtum teilhaben lassen möchte. Der Reihe nach teilt er Saatgut aus, das die Leute aussäen, um ebenfalls von armen zu wohlhabenden Bauern zu werden. Aber stellen wir uns nun einmal vor, der erste Bauer hätte die Saat nicht auf dem eigenen Acker ausgesät, sondern direkt an die Armen um sich herum verteilt. Was geschieht? Ihr Hunger wird zwar gestillt, aber höchstens für ein, zwei Tage. Und danach? Die so unklug verteilte Saat ist aufgebraucht, alle sterben Hungers, einschließlich des ersten Bauern. – Die Einweihung ist eine Saat, die einen durch harte Arbeit befähigt, geistigen Reichtum zu erlangen. Wenn man dann die Seele von allem materiellen Verlangen und allen Gedanken, die sie verdunkeln, befreit hat, geht man einem Leben entgegen, das ewig währt. Nur dann kann man anderen Menschen wirklich helfen und ihnen unsagbar viel nützen. Hilf dir selbst, dann deinem Nächsten. Ein Gefangener kann doch einen anderen nicht befreien!«

Nach seiner Ansprache weihte Maharaj Ji sie in die Fünf Namen ein, die er mit ihnen zusammen fünfmal laut wiederholte. Danach zog er sich eine Zeitlang zurück. Sewadare führten sein Werk fort und sagten jenen, die Mühe hatten, sich die Namen zu merken, diese immer wieder vor. Wir gingen unterdessen eine Tasse Kaffee trinken.

Die letzte Phase der Einweihung war am eindrucksvollsten. Maharaj Ji setzte sich in »Bhajanhaltung« auf ein Podium, so daß jeder ihn gut sehen konnte. Sewadare liefen durch die Menge und zeigten die korrekte Handhaltung, immer wieder Korrekturen vornehmend, auch bei uns. Danach herrschte tiefe Stille. Es war dunkel vor unseren Augen. Kein Geräusch drang von draußen zu uns herein. Und in der Stille sang im Ohr jedes einzelnen der Tausende, die hier vereinigt waren, Shabd, das »Wort«, das die ganze Welt erschuf, minutenlang seine himmlische Melodie.

Viele waren gerufen, dreitausendachthundert Seelen in fünf Tagen, aber wieviele auserwählt? Wenige, die den Meister in seiner Astralgestalt treffen und einer von ein paar Millionen, die Sachkhand in diesem Leben erreichen werden!

Die Feierlichkeit dauerte von morgens neun Uhr bis mittags halb zwei. Danach war ein Fest. Frischgetraute waren nun erst richtig miteinander verbunden. In den Sariumschlag solch junger Frauen regnete es Münzen, Münzen und nochmals Münzen, soviel wie sie in ihrer Armut noch nie auf einmal gesehen hatten. Das Glück strahlte aus ihren Gesichtern. Dann zog man zum Langar, wo für spezielle Leckereien gesorgt war.

Ich eilte jedoch zum Haupteingang, wo der Traktor mit Anhänger von Rajas Schwiegervater vollgepackt mit Menschen zur Abfahrt bereitstand. Sie hatten auf mich gewartet. Der Schwiegervater bat mich nochmals inständig, mit ihnen in ihr Dorf zu fahren. Als ich lachend verweigerte, antwortete er: »Du bist genauso starrköpfig wie ich.« Raja drückte mir die Hand und sagte: »Maharaj Ji hat uns zusammengebracht und durch ihn werden wir aneinander denken. Wenn wir ›nach innen gehen‹, können wir miteinander sprechen, auch wenn du in Europa bist und ich hier . . . Was warst du noch für mich? Mein Vater? Mein Bruder? Mein Freund oder alle drei?«

»Ich werde Maharaj Ji darüber befragen.«

»Und wann sehen wir uns wieder? In zwei Jahren in der Dera?«

»Abgemacht!«

Tatsächlich sahen wir uns zwei Jahre später wieder, beinahe auf den Tag genau. Aber nicht in Indien, sondern in Düsseldorf auf dem Flughafen. Obgleich Sonne und Mond überall gleich sind, flog er nach Europa, wo er seitdem mit seiner Familie wohnt. Seine Kinder nennen mich »Baba Ji«, obwohl sie mit mir holländisch sprechen.

Es schien, als ob nach der Bhandara jede Spannung aus der Dera gewichen sei. Es war eine Zeit des Abschieds. Auch für mich. Nach sieben Wochen war ich von Sant Mat gesättigt. Ich hatte viel meditiert, noch mehr gelesen und gefragt. Alle Fragen schienen beantwortet. Bei den Abendsatsangs schwieg ich. Als Maharaj Ji wieder einmal fragte: »Gibt es irgendwelche Fragen?« und mich anschaute, erschrak ich so sehr, daß ich stotternd sagte: »Nein, nein, nein, ich habe nichts zu fragen. Ihr hattet recht. Es steht alles in den Büchern.« Er brach in Lachen aus und schaute auf die andere Seite. Das tat mir besonders leid, weil ich dadurch seinen »Darshan« entbehren mußte. Und vielleicht fiel mir gerade deshalb, noch unter dem Eindruck der Einweihung Tausender, der ich beigewohnt hatte, doch noch eine Frage ein.

»Gibt es im Osten mehr markierte Seelen als in Europa oder Amerika?« Seine Antwort war:

»Indien hat seit Jahrhunderten einen spirituellen Hintergrund. Spiritualität liegt uns wahrhaftig im Blut. Aber heutzutage werden wir mehr und mehr materialistisch, angelockt durch die westliche Kultur, dieweil der Westen durch die Einsicht, daß weder Glück noch Seligkeit im Materiellen zu finden sind, sich immer mehr dem Geistigen zuwendet. Es ist ein Kreislauf, nichts weiter.« Eine gute Antwort und ein guter Fang von »Darshan«!

Ich beschloß, eher abzureisen, regelte meine Bahnfahrt nach Delhi und von dort einen Flug nach Madras. Auf dem Weg zum Sewa schloß sich mir ein junger Kalifornier an. Er war einer der jugendlichen Satsangis, die allein oder mit Frau von Amerika in die Dera gereist waren. Ich hatte sie alle ausnahmslos gefragt, ob sie arbeiteten, Fachkenntnisse besaßen oder studierten. Zu meiner Überraschung bekam ich von allen dieselbe Antwort. Nicht einer hatte Beruf oder Studium: »Es ist doch genug, ein Dach über dem Kopf, etwas zu essen und die notwendige Kleidung zu haben! Dann kann man in Ruhe meditieren!« – »Das Dach, das Essen und die Kleidung habt ihr doch sicher von euren Eltern?« antwortete ich. Sie bestätigten es. »Aber habt ihr Maharaj Ji niemals sagen hören, daß jeder sein eigenes Brot verdienen muß?« Hierauf folgte Schweigen. Das ist die Kehrseite der Medaille, die Unbestimmtheit und Verschwommenheit, die man in vielen Ashrams und zum Teil auch hier findet. – 1979 traf ich das »Blumenvölkchen« nicht mehr in der Dera an. Jeder der Jungen hatte nun einen Arbeitsplatz.

Maharaj Ji saß auf einem Hügel und nahm den Sewa in Augenschein. Gleichzeitig besprach er mit einem Architekten neue Baupläne. Ich behielt ihn im Auge, weil ich ein paar persönliche Fragen stellen wollte, die auf einem Abendsatsang nichts zu suchen hatten. Ich mußte lange warten und setzte mich schließlich hinter ihn an den Rand des Hügels. Unten sah ich Kinder Mulden in den Sand graben. Ein närrischer alter Mann, der mit Fistelstimme Liedchen sang, irrte ziellos zwischen Punjabibauern umher, deren nackte Beine in einer blauen Unterhose steckten und unter einem langen Hemd hervorschauten. Auf ihrem Turban schleppten sie einen Korb voller Sand. Und da waren noch immer die Rajastanifrauen, die mit wehenden blauen und grünen Röcken durch die Menge segelten. Endlich verschwand der Architekt. Ich setzte mich auf die Erde vor Maharaj Ji und fragte ihn:

»Ich bin hier beinahe zwei Monate gewesen, vortrefflich versorgt, gut untergebracht, ich konnte essen und trinken, soviel wie ich wollte. Ich würde mich deshalb gern an den Unkosten beteiligen. Euer Sekretär gab mir abschlägigen Bescheid auf meine Bitte. Deshalb komme ich zu Euch.«

»Nein, nein«, antwortete Er bestimmt, »davon kann nicht die Rede sein. Sie haben doch eine weite Flugreise machen müssen, um hierher zu kommen?«

Die zweite Frage galt Raja, mit dem ich eine starke karmische

Verbindung fühlte. In welcher Beziehung stand ich in einem früheren Leben zu ihm und seiner Familie? Mein erster Guru würde mir darauf sicher ausführlich geantwortet haben, doch Maharaj Ji schaute mich an und antwortete: »Ach, man trifft so viele Menschen im Zug, Bruder!«

»Er weiß alles«, dachte ich, »aber er will nicht, daß wir uns binden. Jedes Individuum muß eigenständig sein, um sich auf das innere Licht zu konzentrieren, das der Meister ausstrahlt wie die Sonne.«

»Bei unserer ersten Unterhaltung sagtet Ihr: ›Sie können hier bleiben bis nach der Bhandara, und danach werden wir andere Pläne für Sie machen.‹ Darf ich nun wissen, welche Pläne das sind?«

Er schaute mich verwundert an, als ob er nie so etwas gesagt hätte, wo doch jedes Wort eines Satguru seine Bedeutung hat. Nein, er habe mir nichts Besonderes zu sagen. – Stille –.

»Nun, das war alles, was ich fragen wollte«, sagte ich enttäuscht, grüßte, hob meinen Korb auf und verrichtete wieder meinen Sewa.

Noch einmal sprach ich ihn kurz vor meiner Abreise, nicht länger als zwei Minuten. Er gab mir sein signiertes Portrait in der langen Hausjacke, die mit Blattranken verziert ist, und eine Tüte Bonbons als »Prashad«. »Wollt Ihr mir Euren Segen geben?« fragte ich nach altem Brauch. Er wies mit dem Zeigefinger nach oben: »Der Segen ist immer da!«

. . . Ja, der Wind weht allezeit. Man muß nur das Segel hissen, um die Brise einzufangen . . . Aber es ist schwieriger, als es aussieht . . .

Im Laufe der Jahre hatte ich noch verschiedene Male eine Unterredung mit ihm, jedesmal in einem anderen Land, aber stets traf ich eine Sphinx, die wenig sprach, mich lächelnd anschaute, als ob er seinen Jux mit mir trieb, aber von dem ein Strom der Liebe ausging. Ich war immer so klug wie zuvor. Enttäuscht zog ich ab, weil ich nie eine deutliche Antwort auf meine Fragen bekommen hatte, fühlte mich aber, seltsam genug, doch erleichtert. »Es geht in Ordnung, Bruder!« sagte er manchmal und lächelte . . . Ich hatte es selbst zu klären. Das begriff ich. Eigenarbeit ist seine Devise. Er stärkte mich nicht mit Worten, aber seiner Hilfe und seines Schutzes, die überdeutlich in allen möglichen Gegebenheiten zutage traten, konnte ich versichert sein. »Der Segen war immer da.«

Wie würde ich ihn je begreifen können, wissen können, was er in Wirklichkeit darstellt, was er *ist*?

»Dafür«, sagt der Meister Sawan Singh, »sind Augen nötig mit dem gleichen Unterscheidungsvermögen wie die seinen. Nur ein Gottesmensch kann einen Gottesmenschen begreifen. Nur ein Schwan, im Schwarm fliegend, kennt seine Artgenossen. Wie können Tauben und Krähen wissen, aus welchem Land Schwäne kommen und nach welchem Land sie ziehen? Wie der legendäre Vogel, der immer in den Lüften schwebt, so erledigt der Guru sein Werk auf Erden, steigt auf und kehrt in die Himmel zurück.

Er befindet sich jenseits der drei Körper, der drei Eigenschaften, der fünf Elemente, des Denkens und der Illusion. Vollkommene Meister sind jene, die mit Gott eins geworden und nicht mehr von Ihm zu unterscheiden sind. Nach Seinem Willen wurden sie in menschlicher Gestalt geboren, um die Seelen aus den niederen Regionen mit dem Herrn aller Herren zu verbinden. Ihre Fürsorge erstreckt sich nicht allein auf diese Erde, sondern auf das ganze Universum. Obgleich sie in unserer Mitte weilen, leben sie in Wirklichkeit bei dem Herrscher aller Reiche . . . Durch ihren Körper sind sie an die Erde gebunden, aber sie leben jenseits der sieben Himmel.«

Shams-I-Tabriz, ein Sufiheiliger des dreizehnten Jahrhunderts, der ihrer einer war und der sie kannte, schrieb:

»Vögel gibt es, o Freund, die goldene Eier legen.
Sie fliegen jeden Morgen ins tiefste Blau der Himmel.
Wandeln sie, dann gleichen sie den Sonnen der
siebten Region,
und wenn sie schlafen gehen, sind Sonne und Mond
ihr Kopfkissen.
Ein einziger sanfter Blick von ihnen,
o Shams-I-Tabriz, genügt,
um tausend Blindgeborenen den Weg zu weisen.«

Anmerkungen

1 *Sadhana* – geistige Übungen.
2 *Bulleh Shah* – ein Moslem-Heiliger aus Lahore, Punjab; er lebte 1680–1752.
3 *Bhikha* – ein Heiliger aus dem 16. Jahrhundert; er lebte in Uttar Pradesh, Nordindien.
4 *Granth Sahib* – das heilige Buch der Sikhs.
5 *Vedanta* – Ende der Veden, der Upanishaden oder Holzbücher.
6 *Maharaj Ji* – wörtlich »großer König"; ein Ehrentitel.
7 *Subedhar Major* – dieser Rang, der dem englischen Sergeant Major entspricht, wurde durch die Königin verliehen bzw. einem Inder durch den Vizekönig von Indien.
8 Einige Beispiele seien hier genannt: Valmiki, der Autor des Ramayana, war ein Buschräuber, Bidichand ein Dieb, Ganika eine Prostituierte.
9 *Farid-ud-Din-Attar* – ein persischer Heiliger, Autor des *Mantiq-Uttair*. Er wurde in Nishapur geboren und lebte von 1119–1229.
10 Vgl.: »Wie listig hat Kal der Welt ein X für ein U vorgemacht.«
11 *Puranas* – achtzehn Bücher, die von der allerältesten Geschichte Indiens handeln.
12 *Craze of foreign* – deutsch: »Verrückt nach Fremdländischem«.
13 *Bidi* – ein indischer »Glimmstengel«.
14 *Fünfstromland* – zwei persische Wörter bilden den Ursprung des Namens *Punjab:* »Punj« = fünf und »Aab« = Fluß.
15 *Beti* – Tochter.

Bücher über die Sant-Mat-Philosophie

Julian Johnson: *Der Pfad der Meister*
Daryai Lal Kapur: *Gespräche mit Sawan Singh*
Joseph Leeming: *Yoga und die Bibel*
Charan Singh: *Der göttliche Pfad*
Katherine Wason: *Der lebende Meister*

In englischer Sprache:

Maharaj Charan Singh: *Divine Light*
Ders.: *Die to Live*
Ders.: *Light on Sant Mat*
Ders.: *Light on Saint Matthew*
Ders.: *Master Answers*
Ders.: *Quest for Light*
Ders.: *Saint John the Great Mystic*
Ders.: *Spiritual Discourses*
Ders.: *Thus Saith the Master*
Maharaj Jagat Singh: *Science of the Soul*
Maharaj Sawan Singh: *Discourses on Sant Mat*
Ders.: *Philisophy of the Masters, I–V (Gurmat Sidhant)*
Ders.: *Spiritual Gems*
Ders.: *Tales of the Mystic East*

Weitere Auskünfte und Literatur über die Sant-Mat-Philosophie durch:
Deutschland: Rudolf Walberg, Falkenstraße 18, 6232 Bad Soden/Ts. – Schweiz: Olivier de Coulon, Route de Lully, 1111 Tolochenaz. – Österreich: Hansjörg Hammerer, Sezenweingasse 10, 5020 Salzburg.

Weitere Bücher aus dem Aurum Verlag

Daryai Lal Kapur
GESPRÄCHE MIT SAWAN SINGH
Die Sant-Mat-Philosophie und der Surat-Shabd-Yoga
Aus dem Englischen von Erich Michalke
216 S., mit 2 S/w-Abb., Glossarium, Index, geb.

Sawan Singh (1858–1948), der Heilige von Beas genannt, verhalf einer Lehre zu neuem Leben, die sich nicht auf eine bestimmte Religion beschränkt, sondern sich bruchstückhaft in den heiligen Büchern aller Weltreligionen findet, meist von ihren Anhängern und Interpreten unerkannt. Nicht so die großen Mystiker, die die Kenntnis des Klangstroms besaßen, zu dem die Sant-Mat-Lehre den Weg weist. Die Meditationsübungen des Surat-Shabd-Yoga helfen dabei, auf diesen Klangstrom im Innern aufmerksam zu machen. Sie sind kein Zeremoniell, sondern eine Brücke – zu sich wie zwischen den Religionen.

Gesprächsaufzeichnungen aus fast vierzig Jahren in engster Umgebung von Sawan Singh vermitteln die ungeheure Ausstrahlung eines großen Lehrers und die zeitlose Wahrheit in den Worten eines Weisen. Die in Vergessenheit geratene Sant-Mat-Philosophie wird hier, vom persönlichen Erfahrungswert eines Schülers begleitet und in der Verbindung zu den mystischen Elementen aller Weltreligionen neu belebt, zu einem außergewöhnlichen Weg ganz »konkreter« Gotteserkenntnis. »Allein in der menschlichen Gestalt ist es uns möglich, für unsere Erlösung zu arbeiten, uns selbst aus dem Netz der Maya zu befreien.« (Sawan Singh)

Daryai Lal Kapur begegnete seinem Lehrer zum ersten Mal im Alter von zwanzig Jahren. Und 38 Jahre lang – während seines Jurastudiums und seiner späteren Tätigkeit als Bezirksrichter im indischen Punjab – war er Schüler und persönlicher Betreuer von Sawan Singh. Bei seinen Aufzeichnungen handelt es sich um flüchtige Bleistiftnotizen ohne protokollarischen, aber um so authentischeren Anspruch als menschliches Dokument existentieller Betroffenheit in der Gegenwart eines Weisen. Das Engagement des Autors ist deshalb unverkennbar und verständlicherweise stark individuell geprägt. Gleichwohl ist es der essentielle Gehalt der Sant-Mat-Philosophie und des Surat-Shabd-Yoga, auf den es ankommt.

Weitere Bücher aus dem Aurum Verlag

José und Miriam Argüelles
DAS GROSSE MANDALA-BUCH
Mandala in Aktion
Mit einem Vorwort von Lama Tschögyam Trungpa
3. Aufl., 152 S., mit 160 Ill. und 16 teils ganzseitigen Farbtafeln, Bibl., Register, Großformat

Dieses Buch bietet in umfassender Weise eine praktische Einführung in die Mandala-Meditation und stellt gleichzeitig eine direkte, praktische Meditationshilfe dar – wie Lama Trungpa sagt: es ist in sich selbst ein »Mandala in Aktion«!

Garma C. C. Chang
DIE PRAXIS DES ZEN
Autorisierte Übersetzung aus dem Amerikanischen und Einführung von Ernst Schönwiese
264 S., Bibl., Sach- und Pers.-Reg., kart. cell.

Zen verkörpert eine Lehre, die als Höhepunkt allen buddhistischen Wesens angesehen werden kann. Sie spricht direkt an, ist von unermeßlicher Tiefe und, vor allem, praktisch. Zen mit Hilfe eines Buches zu vermitteln, ist eine Kunst. Nur wenigen ist das gelungen. Chang gehört in den Kreis der großen Zen-Meister, die es fertigbrachten.

Taisen Deshimaru
DIE PRAXIS DER KONZENTRATION
Zen und Alltagsleben
Autoris. Übersetzung aus dem Französischen von Sybille Greiling.
Ca. 336 S., 6 Abb., Bibl., Glossarium, kart. cell.

Die vorliegenden Anweisungen zur Praxis der Konzentration lassen Zen-Geist in all seinen Manifestationen lebendig werden. Durch eine exakte Analyse des Alltagsverhaltens, der Sinneserfahrung, der Untersuchungs- und Heilmethoden für verschiedene Arten körperlicher und psychischer Krankheiten deuten sie auf die evolutionären, durch Zen beschleunigten Möglichkeiten im Schicksal der Menschheit. Jahrtausendealte Erfahrung gibt unserem Leben immer wieder neue Impulse.

AURUM VERLAG · FREIBURG IM BREISGAU